Orlando Castejón

Perfil de um investigador em neurociências básicas e clínicas

Orlando Castejón

Perfil de um investigador em neurociências básicas e clínicas

Estudo histoquímico dos proteoglicanos e da subnutrição infantil

ScienciaScripts

Imprint

Any brand names and product names mentioned in this book are subject to trademark, brand or patent protection and are trademarks or registered trademarks of their respective holders. The use of brand names, product names, common names, trade names, product descriptions etc. even without a particular marking in this work is in no way to be construed to mean that such names may be regarded as unrestricted in respect of trademark and brand protection legislation and could thus be used by anyone.

Cover image: www.ingimage.com

This book is a translation from the original published under ISBN 978-613-9-40446-9.

Publisher:
Sciencia Scripts
is a trademark of
Dodo Books Indian Ocean Ltd. and OmniScriptum S.R.L publishing group

120 High Road, East Finchley, London, N2 9ED, United Kingdom
Str. Armeneasca 28/1, office 1, Chisinau MD-2012, Republic of Moldova, Europe
Printed at: see last page
ISBN: 978-620-8-05356-7

DR. HAYDÉE VILORIA DE CASTEJÓN. PERFIL DE UM INVESTIGADOR EM BIOMEDICINA
ORLANDO J. CASTEJÓN

PREFÁCIO

Esta monografia académica da Dra. Haydée Viloria de Castejón contém o seu grupo familiar, organização académica, actividades de investigação, formação de pessoal técnico e científico, participação na organização de unidades de investigação, centros e institutos e conselhos de investigação, organização de congressos nacionais e internacionais, viagens académicas, participação em investigação básica e clínica em neurociências. Inclui também a opinião dos seus familiares e profissionais que contribuíram e admiram o seu trabalho científico.

DEDICAÇÃO

Aos seus irmãos:

Mará Elena Viloria de Alvarado, Nelly Viloria Ocando, Luis Viloria, Jesús Viloria, Gladys Viloria Ocando, Elsa Viloria de Silva, Yolanda Viloria de Litwinenko.

Aos seus colegas: Jorimar Leal, Pablo Ortega, María Elena Viloria de Alvarado.

Às amigas Thais Urdaneta de Prado e Dora Freites.

CONTEÚDO

CAPÍTULO I

A FAMÍLIA VILORIA OCANDO

Os pais da Dra. Haydée Viloria Ocando viviam em Maracaibo. Venezuela (1961)

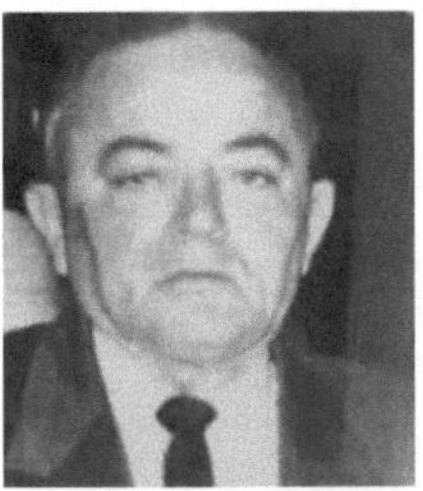

Sr. Luís

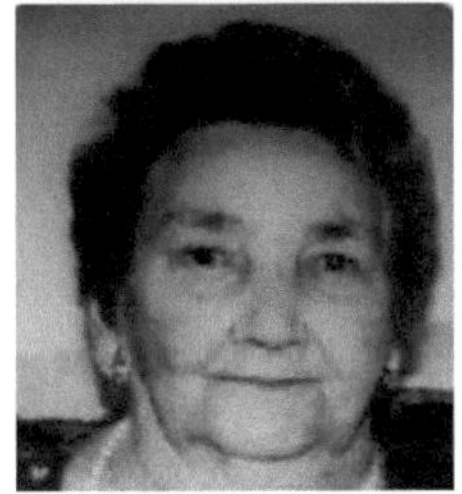

ViloriaSra. Julia Ocando de Viloria

A família Viloria Ocando era constituída pelos seus filhos Haydée Viloria Ocando, Luis Viloria Ocando, Nelly Viloria Ocando, Mario Viloria Ocando, Maria Elena Viloria Ocando, Yolanda Viloria Ocando, Mario Viloria Ocando, Jesus Viloria Ocando 1e Luis Ramón Viloria.

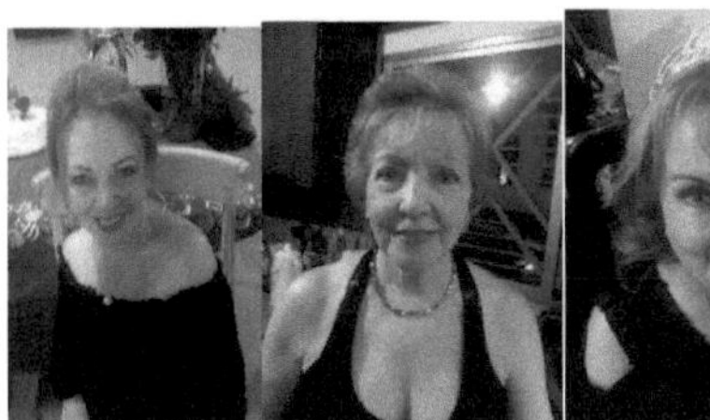
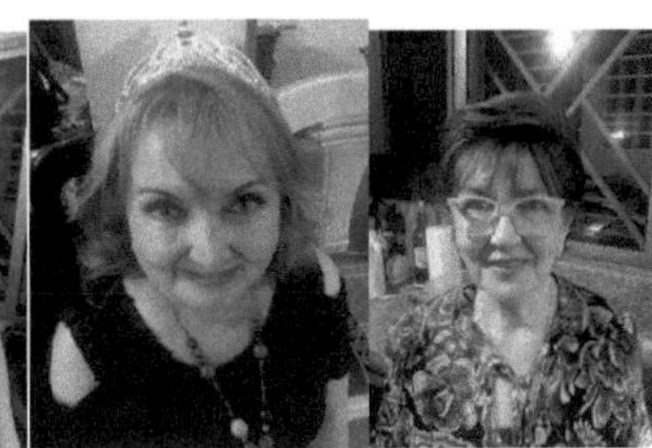

CAPÍTULO II

ENSINO PRIMÁRIO, SECUNDÁRIO E UNIVERSITÁRIO

Haydée Viloria Ocando frequentou o ensino primário e secundário no Colégio Nuestra Señora del Pilar entre 1946 e 1956.

Ingressou na Faculdade de Medicina da Universidade de Zulia em 1956 e obteve o diploma de Cirurgião em 1961.

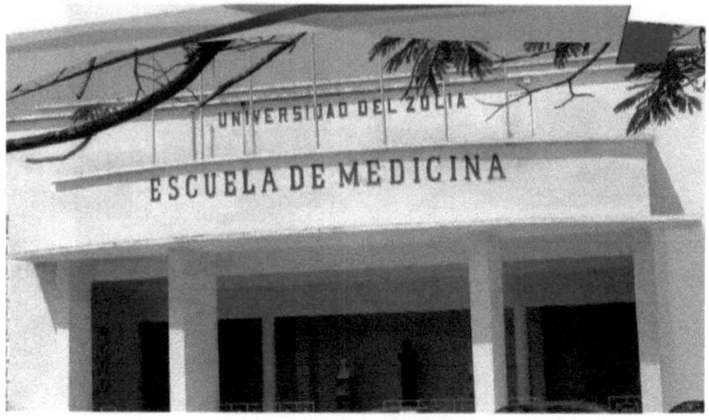

Licenciatura em Medicina Cirúrgica (1962).

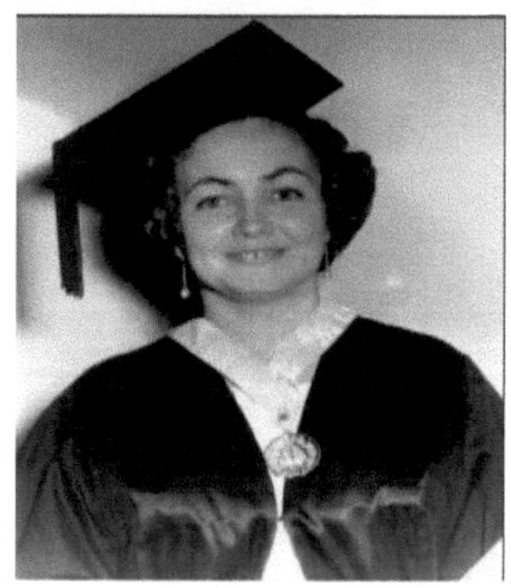

CAPÍTULO III

FORMADOR DE CADEIRAS DE HISTOLOGIA E EMBRIOLOGIA

Em 1964, após o primeiro ano do curso de medicina, foi nomeada estagiária no Laboratório de Histologia e Embriologia da Faculdade de Medicina, sob a direção do Dr. Franz Wenger, um patologista alemão de renome.

Início da investigação biomédica

Em 1958, o Dr. Américo Negrette, Professor de Semiologia Neurológica do Hospital Central Dr. Urquinaona, iniciou-a nos princípios da investigação médica, juntamente com um grupo de estudantes de medicina, entre os quais Elena e Slavia Ryder, Dora Freites, Jesús Rubio, Orlando Castejón e os Professores Gabriel Díaz Sulbaran e Heberto Quintana Márquez. Foi um início emotivo e feliz da investigação microscópica. O dr. Negrette, como lhe chamávamos familiarmente, um professor particularmente carismático, escritor notável e pintor delicado, tinha-se distinguido pelos seus estudos clínicos sobre a encefalite equina venezuelana e sobre a Coreia 2 de Hutington, durante o seu mandato como médico rural em San Francisco, Maracaibo, Estado de Zulia, Estado de Zulia, teve a ideia original, o dom da persuasão e a subtil convicção de reunir naqueles anos, 1958 e 1959, um grupo de estudantes, que hoje podem ser considerados os precursores da investigação biomédica na Faculdade de Medicina da Universidade de Zulia.

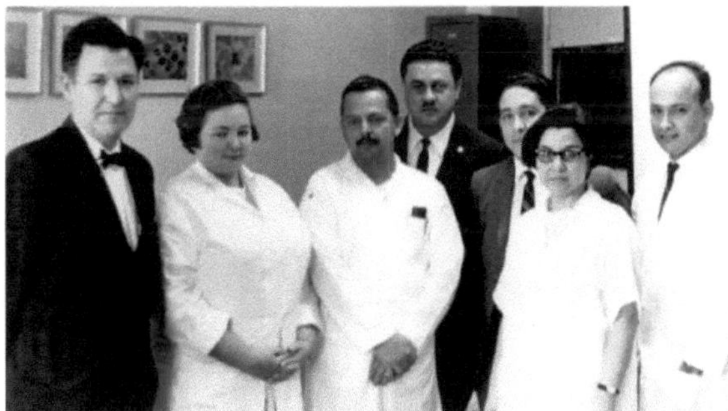

Dr. Castejón com o Dr. Américo Negrette, Drs. Castejón, Tyder, Soto e convidados nacionais.

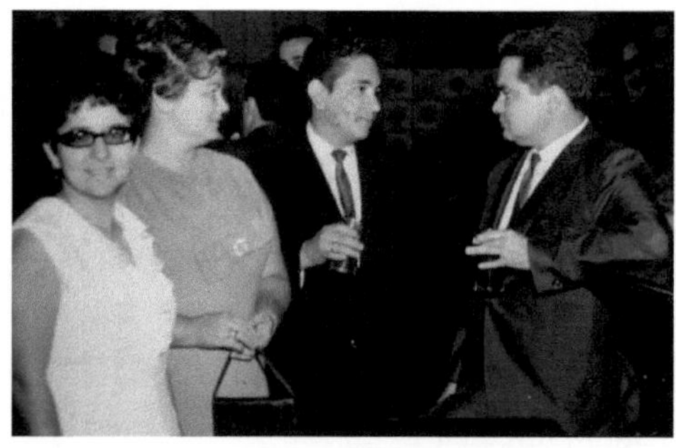

Drs. Castejón acompanhado pelos Drs. Elena Ryder e Luis Viloria Ocando.

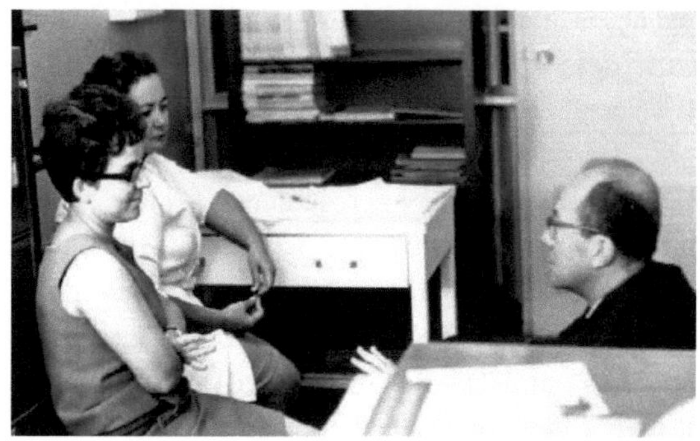

Dr. Castejón e Elena vonersando com o Dr. Guillermo Whitembury,
investigador do IVIC e especialista em investigação renal (1962).

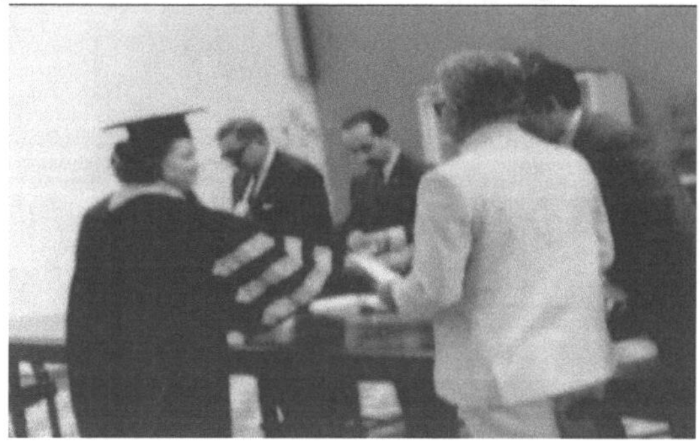

Obtenção do grau de Doutor em Ciências Médicas pelas Autoridades
Universitárias Dr. José Manuel Delgado Ocando, Reitor e Regulo Pachano Añez
(Vice-Reitor Académico) (1970).

Apresentação das suas descobertas histoquímicas na Unidade de Investigação Biológica (1973).

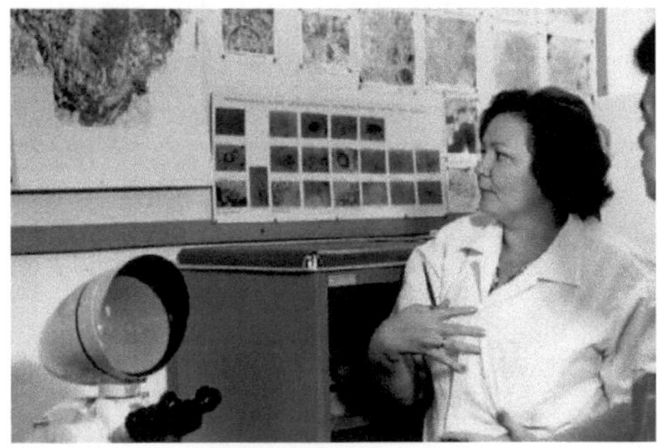

Recebe a Ordem Jesús Enrique Lossada imposta pelo Reitor da LUZ, Ing. José Ferrer (1989).

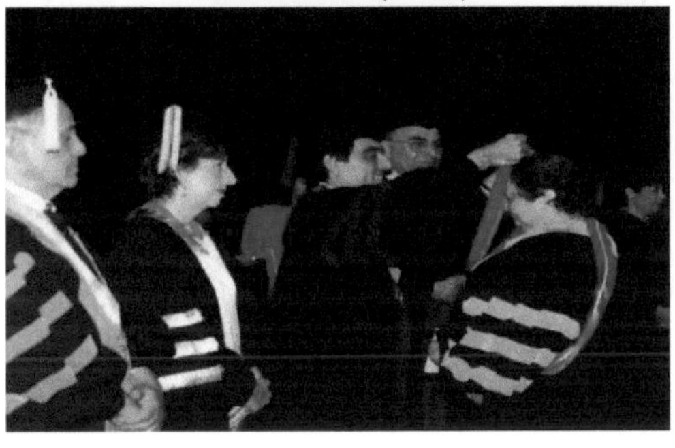

CAPÍTULO IV

ESTUDOS DE PÓS-GRADUAÇÃO NO INSTITUTO VENEZOLANO DE INVESTIGAÇÕES CIENTÍFICAS (IVIC). ALTOS DE PIPE. ESTADO DE MIRANDA

Ao Dr. Marcel Roche e à sua sempre distinta amizade e solidariedade com o Dr. Américo Negrette devemos esta oportunidade excecional para a formação científica de jovens investigadores no país, especialmente para o Instituto de Investigação Clínica da Faculdade de Medicina da Universidade de Zulia.

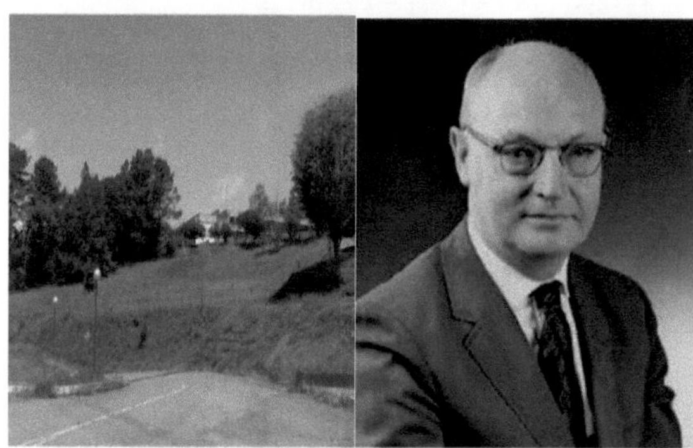

Foto IVIC. Altos de Pipe. Estado de Miranda, Dr. Marcel Roche, Diretor do IVIC.

O Dr. Marcel Roche era um dos principais investigadores em parasitoses infantis, oriundo da Fundação Roche, uma instituição que albergava os investigadores mais ilustres da época.

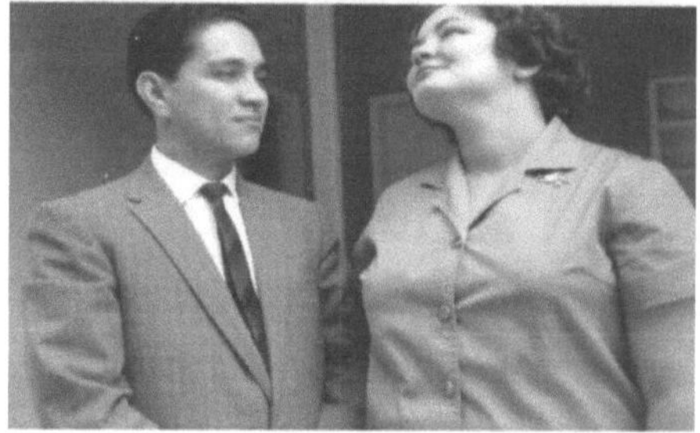

Drs. Haydée Viloria de Castejón e Orlando Castejón, estudantes de pós-graduação do IVIC (1963)

10

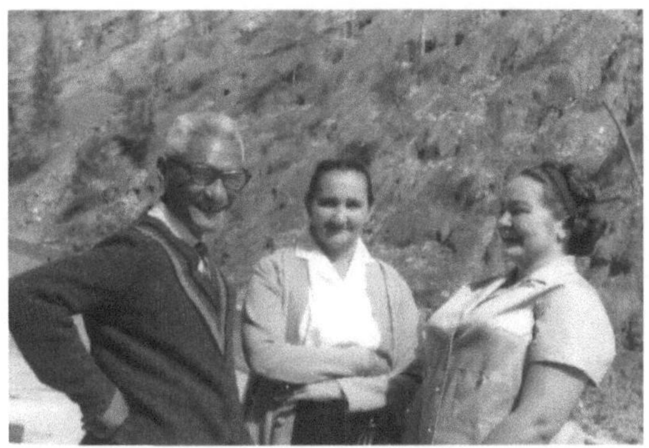

Os nossos companheiros da Casa 4 do IVIC, o meu pai Clemente Castejón, Dona Julia Viloria Ocando e Haydée Viloria Ocando, de quem recebemos companhia e apoio moral nos nossos estudos de pós-graduação, pela primeira vez fora de Maracaibo (1963).

A Dra. Haydée Viloria de Castejón e a sua formação pós-graduada no Laboratório de Patologia Experimental dirigido pelo Dr. Luis Carbonell (1975) durante os anos de 1962 e 1963.

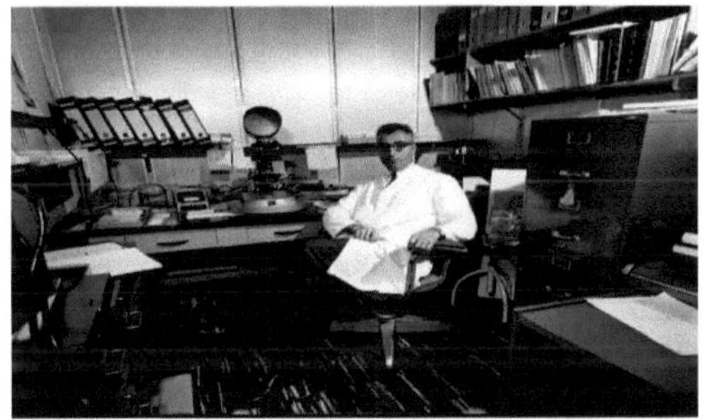

Dr. Luis Carbonell, Diretor do Laboratório de Patologia Experimental do IVIC (1972).

Bolsa de pós-graduação em Neurociências, Histoquímica e Citoquímica na Universidade da Califórnia. Los Angeles (UCLA).

Em janeiro de 1962, viajei com a minha mulher, a Dra. Haydee Vitoria de Castejón, e a minha primeira filha, Orlhay Beatriz, como bolseiros de pós-graduação do IVIC e da Universidade de Zulia, para continuar os nossos estudos na Universidade da Califórnia como bolseiros de Microscopia Eletrónica, Histoquímica e Citoquímica. Viajámos para Los Angeles na companhia de Evangela Castejón, a nossa prima em primeiro grau e companheira de longa data, que cuidava constantemente e com dedicação de Orlhay Beatriz. Em Los Angeles chegámos a casa da minha irmã Nelly, em Hawthorne, onde permanecemos vários meses até nos mudarmos para um apartamento em Culver City, uma zona mais próxima da Universidade da Califórnia em Los Angeles (UCLA).

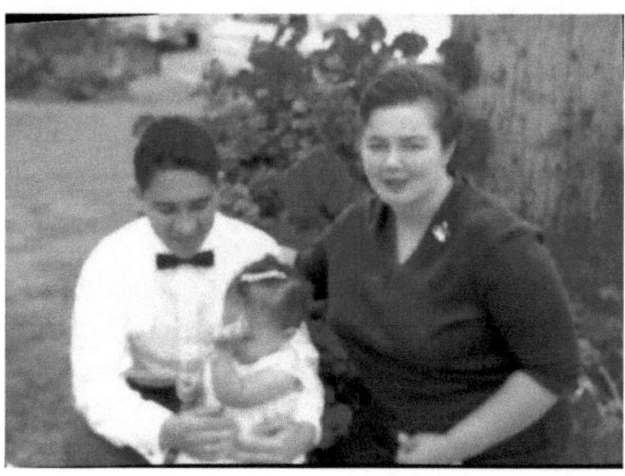

Os Drs. Castejón e a sua filha Orlhay Beatriz em Los Angeles (1964).

Em fevereiro de 1964, iniciámos formalmente os nossos estudos de microscopia eletrónica, de biologia celular e de ultra-estrutura da retina dos vertebrados no Departamento de Zoologia da Universidade da Califórnia em Los Angeles (UCLA), atualmente Instituto de Biologia Molecular de Los Angeles (UCLA), sob a direção do Professor Fritiof Sjostrand, investigador de renome do Instituto Karolinska de Estocolmo e pioneiro, juntamente com Humberto Fernández Morán, da microscopia eletrónica de transmissão no mundo. A Professora Sjostrand foi acompanhada por um grupo de investigadores, entre os quais Ulf Karlsson, Lars Elfvin e Birguita Peterson, com os quais trabalhou diretamente na fixação por perfusão intravascular do cérebro de macacos rhesus para estudar a retina. A Dra. Castejón foi então colocada no Laboratório de Histoquímica do Dr. Jan Brown no Brain Research Institute da Universidade da Califórnia.

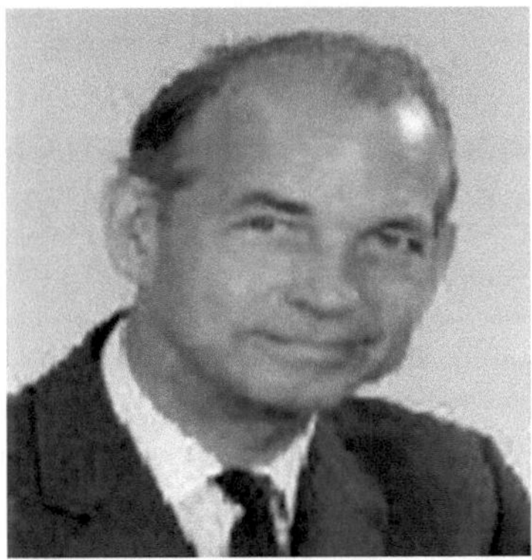

Professor Fritiof Sjöstrand, investigador no Instituto Karolinska em Estocolmo e investigador no Departamento de Zoologia da Universidade da Califórnia.

CAPÍTULO V

O SEU REGRESSO À VENEZUELA E A SUA INCORPORAÇÃO NO CENTRO DE INVESTIGAÇÃO CLÍNICA DA FACULDADE DE MEDICINA DA UNIVERSIDADE DE ZULIA (1964)

Regressámos à Venezuela no final de 1963 para nos reintegrarmos e trabalharmos como professores contratados no Centro de Investigação Clínica dirigido pelo Dr. Américo Negrette. Sob a direção do Dr. Enrique Molina, foi adquirido um microscópio eletrónico Siemens e, uma vez instalado na cave do Hospital Universitário, foi-nos pedido que regressássemos a Maracaibo. Era realmente um regresso muito prematuro, mas respondíamos ao pedido do Dr. Enrique Molina e do Dr. Amétrico Negrette. Era o fim de um período de formação académica e tínhamos de assumir o nosso compromisso contratual com a Universidade de Zulia. O Professor Sjöstrand ofereceu-nos a possibilidade de continuar a trabalhar no seu departamento, mas sentimos que o nosso destino era a Faculdade de Medicina da Universidade de Zulia. Tínhamos aprendido com a leitura diária das monografias de Don Santiago Ramon y Cajal que o mais importante para um cientista era o seu espírito patriótico. Caso contrário, a vida americana não nos ofereceria a atração e a estabilidade para o nosso destino. O Dr. Américo Negrete não foi apenas seu professor, mas também nosso compadre, pois foi o padrinho, juntamente com a sua mulher Beatriz, da nossa filha Orlhay Beatriz. Hoje penso que esta decisão de regressar ao país foi a mais acertada e que nos permitiu colaborar na fundação da investigação biomédica na Universidade de Zulia, especialmente na Faculdade de Medicina. No Centro de Investigação Clínica, mais tarde transformado em Instituto de Investigação Clínica, constituímos uma equipa de trabalho que colaborou com o resto dos membros do Instituto durante oito anos. Nesta instituição, a Dra. Haydée Viloria de Castejón fundou a Secção de Histoquímica e Citoquímica (1964) e iniciou o seu trabalho formando as Técnicas de Laboratório Digna Peña e Neila Bohórquez, e estabelecendo as suas linhas de investigação no estudo histoquímico dos proteoglicanos ao microscópio ótico e eletrónico do cerebelo do rato, tendo feito as suas primeiras publicações na Revista Investigación Clínica, a Revista do Instituto de Investigação fundada pelo Dr. Americo Negrette. Nesta instituição tivemos como colaboradores o laboratorista Gabriel Sulbaran Solís, o internista Hernán Ferreira, os nossos colegas de estudos médicos e de pós-graduação do IVIC, as doutoras Elena e Slavia Ryder e o doutor Armando Soto Escalona.

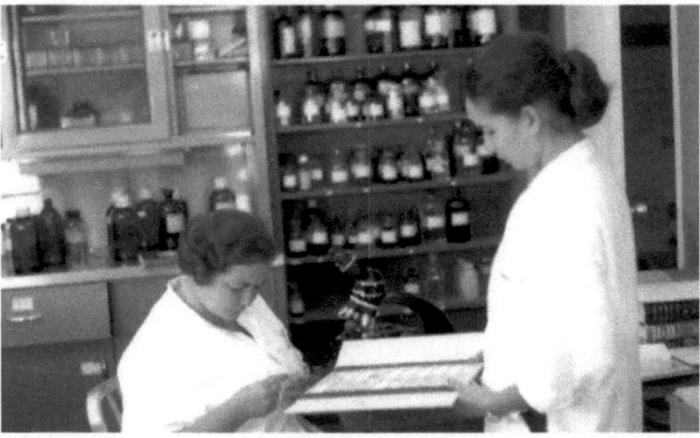

A Dra. Haydée Viloria de Castejón e Digna de Bohórquez no Laboratório de Histoquímica do Instituto de Investigação Clínica (1965). A técnica de Histoquímica Digna Bohórquez foi treinada pela Dra. Castejón. Iniciou a sua investigação no Centro de Investigações Clínicas de Maracaibo. Venezuela, localizado no terceiro andar do Hospital Universitário.

Dr. Américo Negrette Diretor do Centro de Investigação Clínica do Hospital Universitário de Maracaibo (1965)

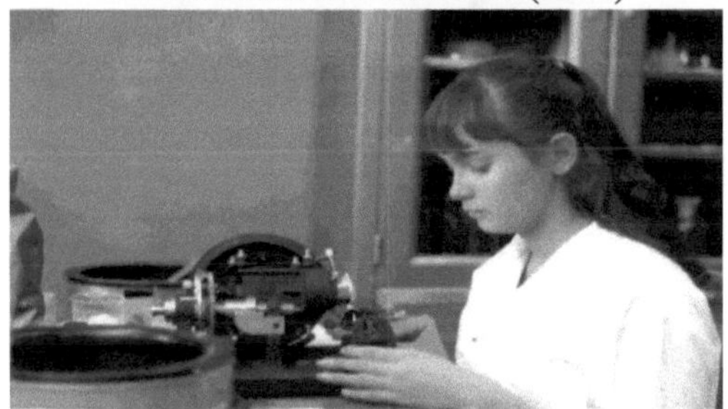

Neila Bohórquez. A técnica de histoquímica foi treinada para efetuar microtomia para secções de parafina espessas de cerebelo de rato para coloração com Alcian Blue.

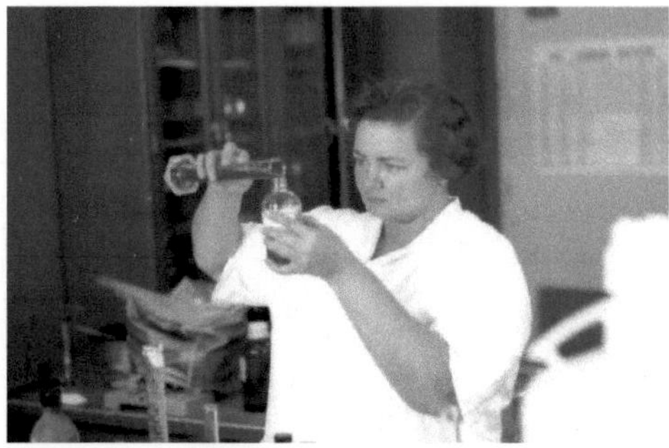

A Dra. Haydée Viloria de Castejón no Laboratório de Histoquímica do Instituto de Investigação Clínica preparando colorações de Alcian Blue para a determinação de mucopolissacáridos ácidos no sistema nervoso do rato (1965).

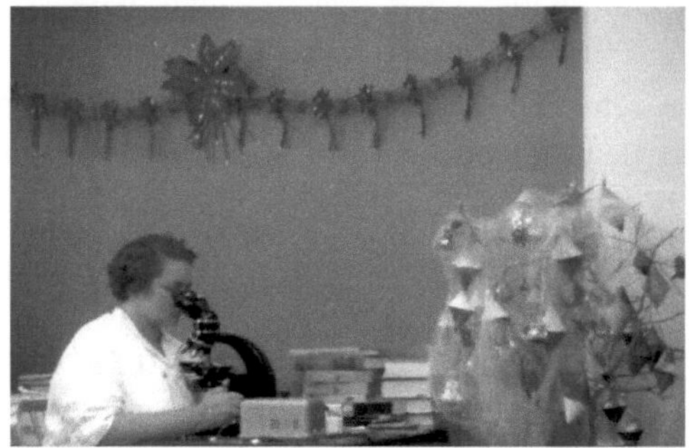

A Dra. Haydée Viloria de Castejón observa ao microscópio de luz preparações histoquímicas de mucopolissacáridos ácidos no cerebelo do rato.

Tínhamos entrado na Universidade de Zulia por concurso como professores contratados, e ficámos nessa situação durante três anos, até à nossa entrada como professores regulares após um concurso.

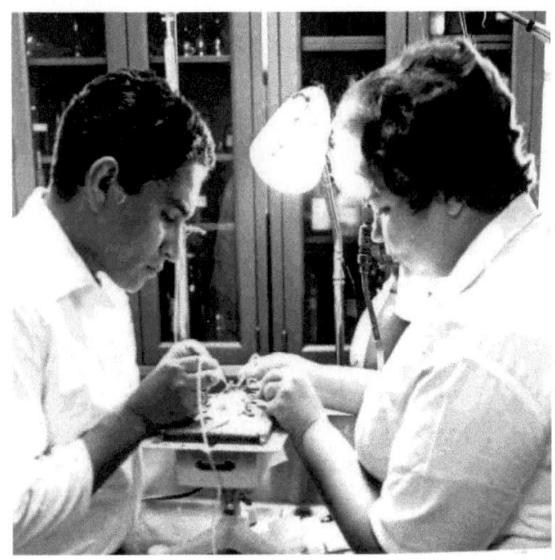

Drs. Castejón realizando perfusão intravascular de cérebro de rato albino suíço com solução de glutaraldeído para microscopia eletrónica de transmissão.

Realizaram-se no Instituto seminários mensais sobre programas de investigação dirigidos pelo Dr. Américo Negrette.

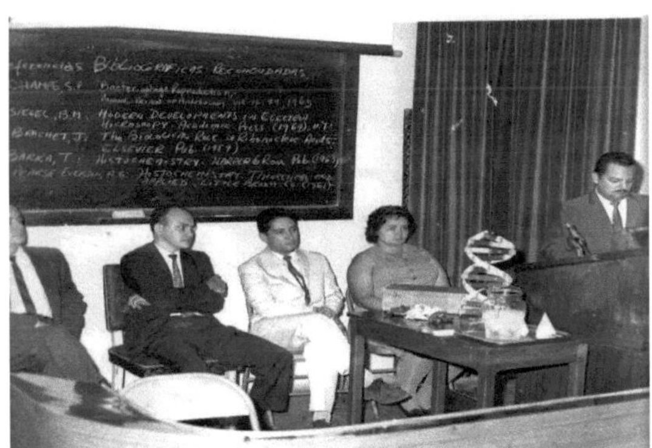

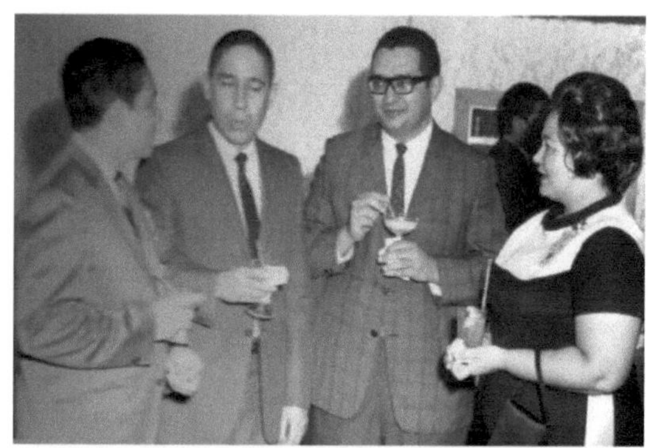

Os Drs. Castejón em conversa com o Prof. Gilberto Olivares e o Prof. José Ramón Guzmán durante o seminário.

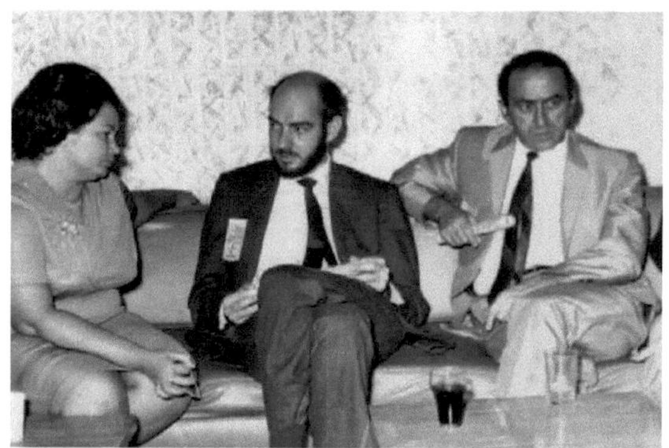

O Dr. Castejón acompanhado pelo Dr. Miguel Lauffer e pelo Dr. Miguel Chuchani, destacados investigadores do IVIC (1967).

CAPÍTULO VI
CRIAÇÃO DA UNIDADE DE INVESTIGAÇÃO BIOLÓGICA DA FACULDADE DE MEDICINA DA UNIVERSIDADE DE ZULIA (1971)

A Unidade de Investigação Biológica foi aprovada pelo Conselho da Faculdade de Medicina em 10 de novembro de 1971. Foram iniciados três programas de investigação, dedicados ao estudo dos proteoglicanos no sistema nervoso central, à microestrutura e histoquímica do córtex cerebelar dos vertebrados e à análise submicroscópica do córtex cerebral humano patológico.

O nosso projeto de criação tinha os seguintes objectivos

1) Realizar investigação fundamental e aplicada na área da Biologia e da Medicina Experimental.

2) Promover e estimular o desenvolvimento da investigação científica em Ciências Médicas Básicas.

3) Projetar a investigação científica no ensino, integrando os princípios e a metodologia da investigação científica na formação dos estudantes universitários.

A Unidade de Investigação Biológica começou com duas secções de investigação: a Secção de Microscopia Eletrónica e a Secção de Histoquímica, dirigidas pelo Dr. Orlando J. Castejón e pela Dra. Haydée Viloria de Castejón, que actuaram como investigadores fundadores. Foram estabelecidos os seguintes programas de investigação:

Secção de Histoquímica e Citoquímica.

Prof. responsável: Dr. Haydee Viloria de Castejón. Área de investigação: Biologia Celular, Histoquímica e Citoquímica de Macromoléculas.

Projectos de investigação.

Mucopolissacáridos ácidos do tecido nervoso:

1. Estudo comparativo dos mucopolissacáridos ácidos no sistema nervoso central de diferentes vertebrados.

2. Estudo electronohistoquímico dos mucopolissacáridos ácidos no tecido nervoso.

3. Mucopolissacáridos ácidos no sistema nervoso central de ratinhos em diferentes fases do desenvolvimento cerebral. Estudo histoquímico.

4. Relação entre o sistema acetilcolina e os mucopolissacáridos ácidos. Estudo histoquímico e electronomicroscópico no sistema nervoso central do rato.

O programa de investigação dirigido pela Dra. Haydée Viloria de Castejón sobre Histoquímica de Polissacáridos no Sistema Nervoso produziu inicialmente 43 publicações sob a forma de artigos originais, comunicações a congressos e conferências publicadas em revistas internacionais. Este programa conduziu à descoberta de novas macromoléculas no interior das células nervosas, o ácido hialurónico e o sulfato de condroitina 4 e 6, macromoléculas tradicionalmente consideradas como constituintes dos espaços extracelulares, que foram encontradas pela primeira vez no interior das células nervosas. Esta descoberta foi publicada em revistas histoquímicas da Alemanha e dos Estados Unidos, tendo sido posteriormente confirmada por investigadores americanos e europeus. Num livro publicado em Nova Iorque sobre Histoquímica de Hidratos de Carbono Complexos por Richard Margolis (1980), a prioridade das descobertas foi dada à Dra. Castejón e afirma-se textualmente que a contribuição mais extensa para o estudo destas macromoléculas no sistema nervoso foi feita pela Dra. Viloria, citando mais de 9 dos seus trabalhos de investigação sobre este assunto. Esta investigação foi parcialmente financiada pelo CONICIT da República da Venezuela e pelo CONDES da Universidade de Zulia.

Os Drs. Castejón formaram como bolseiros de ensino e investigação a Dra. María Elena Viloria, a Dra. Consuelo Valero, María Palmar e Alan Castellanos, que mais tarde se tornaram investigadores no laboratório e, posteriormente, diretores do Instituto de Investigação Biológica.

A Dra. Haydée Viloria de Castejón e a Dra. María Elena Viloria publicaram uma excelente monografia sobre Técnicas Histoquímicas, com especial ênfase na demonstração de proteoglicanos.

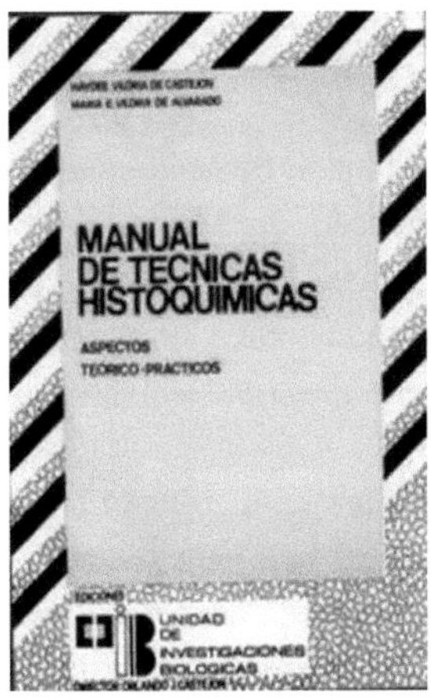

Conteúdo Introdução
O Microscópio Ótico
Aplicação de corantes em Histologia e Histoquímica Fixação química de tecidos
para Histoquímica Fixação por congelação de tecidos

Lípidos

Histoquímica dos hidratos de carbono complexos Demonstração histoquímica
das proteínas Histoquímica dos ácidos nucleicos Princípios da histoquímica
enzimática Preparação de soluções tampão Fabricantes de equipamento de
histoquímica Revistas especializadas em histoquímica Textos de referência
Referências bibliográficas.

Incorporação de pessoal técnico no laboratório de histoquímica

Nesta nova instituição incorporámos progressivamente, de acordo com a
disponibilidade orçamental, o novo pessoal técnico necessário para continuar o
nosso trabalho de investigação, como a Técnica Fotográfica Nancy Rincón, a
rececionista Beatriz Ocando, a Secretária da Direção Miriam Arenas, e a Lic.
Josefina de Vivas para a Biblioteca da Unidade de Investigação Biológica,
posteriormente convertida em Centro de Documentação Bibliográfica.

Transformação da Unidade de Investigação Biológica em Instituto de Investigação Biológica (1981).

Em 1981, o Conselho da Faculdade de Medicina e o Conselho Universitário da LUZ aprovaram a transformação da Unidade de Investigação Biológica. A Universidade de Zulia recebeu o título de Instituto de Investigaciones Biológicas, que foi ratificado em 1988 pelo Conselho Nacional de Universidades. A obtenção do apoio da Universidade de Zulia foi para mim e para a Haydee um dos estímulos mais importantes no desenvolvimento da nossa carreira académica. A alma mater acolheu-nos de novo no seu seio e o fobo pós-nubila do seu emblema iluminou-nos para sempre. Por isso dedicámos a nossa vida a essa Universidade, que através dos seus professores e autoridades tornou possível o aparecimento de uma nova unidade de investigação na Faculdade de Medicina. Continuámos as nossas linhas de investigação e os projectos que tínhamos iniciado no Instituto de Investigação Clínica, dedicados sobretudo ao estudo da microestrutura e histoquímica do córtex cerebelar da maioria dos vertebrados à escala filogenética.

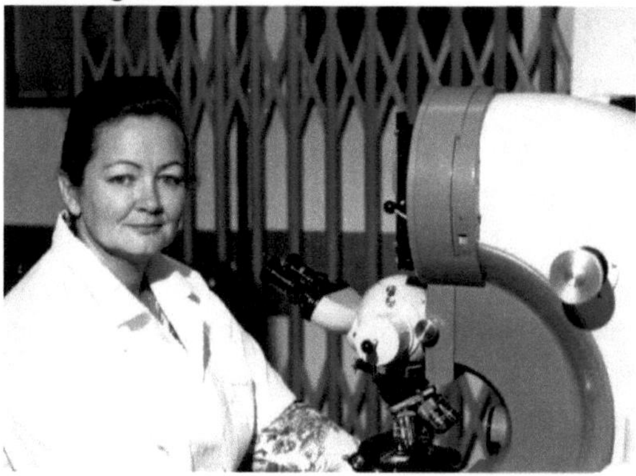

A Dra. Viloria de Castejón com o fotomicroscópio Leitz para caraterizar os proteoglicanos em secções semi-finas embebidas em plástico.

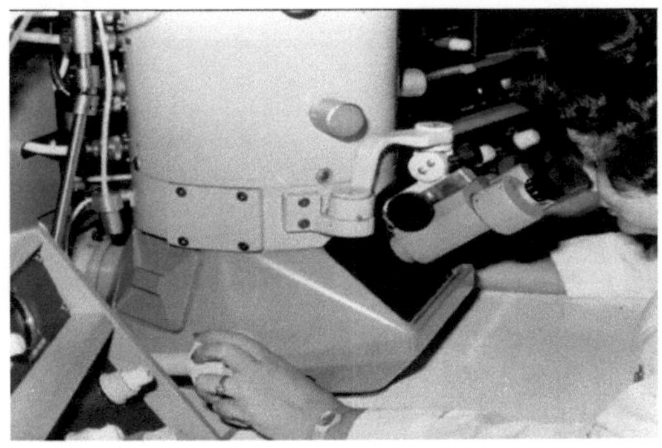

Dr. Viloria de Castején observando secções ultra-finas de cerebelo de rato coradas com o método Gabould no microscópio eletrónico JEOL 100B
Visitante eminente: Dr. Eduardo de Robertis

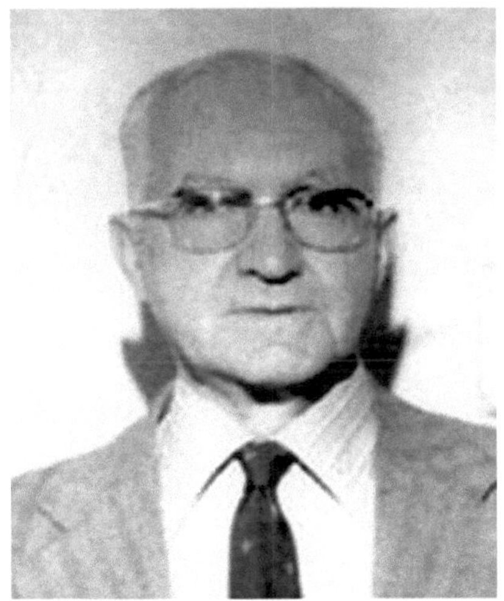

Dr. Eduardo De Robertis. Cientista argentino de renome. Diretor do Instituto de Biologia Celular da Faculdade de Medicina da Universidade de Buenos Aires. Autor, juntamente com Nowisnky e Saez, do livro Biologia Celular, texto oficial utilizado nas Faculdades de Medicina das Universidades da América Latina.

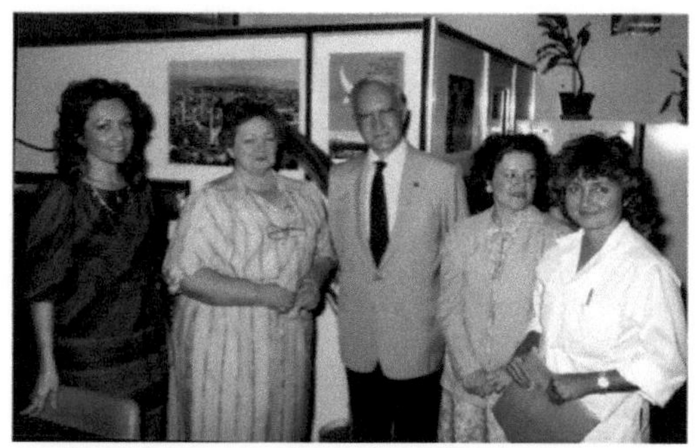

Dr. Eduardo De Robertis. Visita ao nosso Instituto de Investigação Biológica
com a Dra. Isabel Añez, a Dra. Haydeé Viloria de Castejón, a Dra. Clarisa Faria
e a Dra. María Elena Viloria.

CAPÍTULO VII
PARTICIPAÇÃO DA DRA. HAYDÉE VILORIA DE CASTEJÓN NA ORGANIZAÇÃO DE SOCIEDADES CIENTÍFICAS NACIONAIS E INTERNACIONAIS

Fundação do Capítulo Zulia da Associação Venezuelana para o Progresso da Ciência.

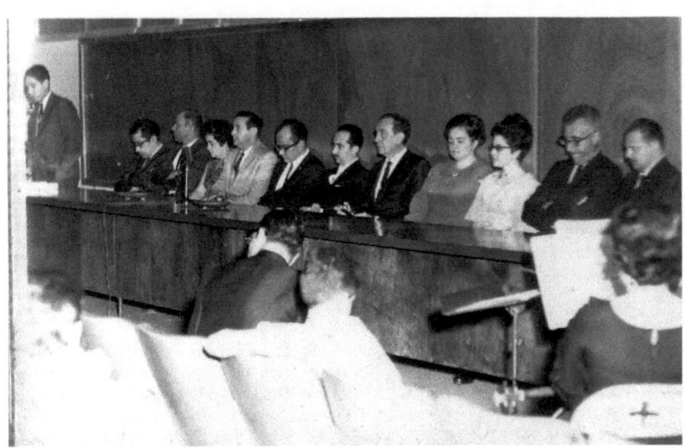

Membros do Presidium na instalação do Capítulo Zuliano da ASOVAC. Distinguem-se, da esquerda para a direita, os Drs. Américo Negrette, Luis Carbonell, Slavia Ryder, Haydée Viloria de Castejón, Bernardo Rodríguez D'Empaire, José Manuel Delgado Ocando, Jorge Villegas, Enrique Molina, Gloria Mercader de Villegas, Ernesto Medina e Raimundo Villegas.

Participação na organização do Primeiro Congresso Latino-Americano de Microscopia Eletrónica (ICLAME) em Maracaibo. Venezuela (1972)

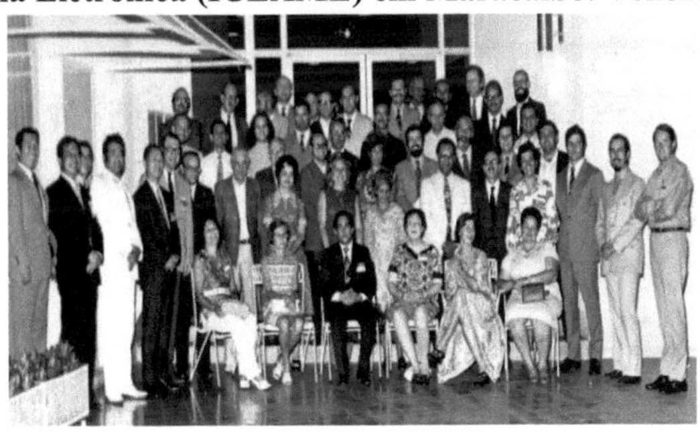

Participantes do I ICLAME. Da esquerda para a direita, Drs. Stanley Barnett, Orlando Castejón, Haydée Castejón, Arnold Seligman, Antonio Serrano e Pinto da Silva.

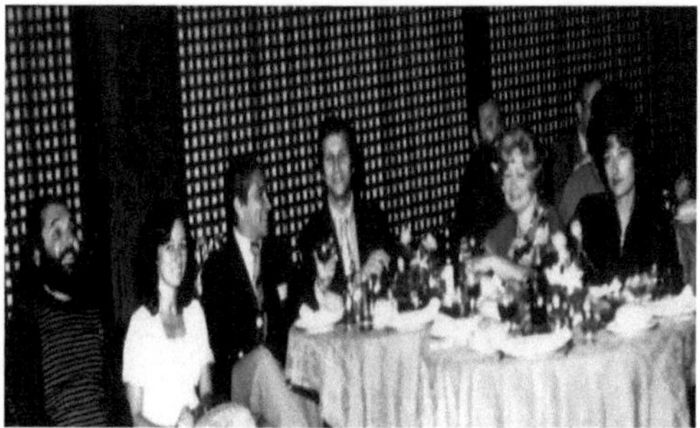

Participantes do 1º ICLAME. Entre outros, da esquerda para a direita

José Antonio Serrano (ULA), Orlando Castejón (LUZ), Jaime Pereda Tapiol (Chile) e Haydée Viloria de Castejón.

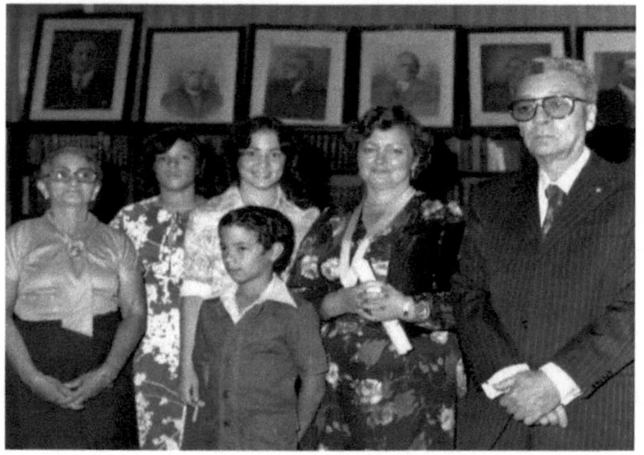

A Dra. Haydée Viloria de Castejón recebe do Dr. Luis Borges Duarte, Presidente da Academia de Medicina de Zulia, o Diploma do Prémio Adolfo D'Empaire atribuído ao Dr. Orlando Castejón pelo seu trabalho sobre o edema cerebral humano. Estão presentes Elba Sandoval de Castejón, Haydée Viloria de Castejón e os nossos filhos Orlhay Beatriz, Heidi Cristina e Clemente Luis Castejón (1976). O Dr. Castejón esteve na Alemanha a participar no Congresso da Federação Internacional das Sociedades de Microscopia Eletrónica, no qual foi um investigador ativo e membro da Federação Internacional das Sociedades de Microscopia Eletrónica. Como Representante da SociedadeSociedade Latino-

Americana de Microscopia Eletrónica, Sociedade Membro da Federação Internacional.

Participação na Organização da Sociedade Ibero-Americana de Biologia Celular. Santiago do Chile (1974)

Após a criação da Sociedade Latino-Americana de Microscopia Eletrónica, um grupo de cientistas latino-americanos proeminentes, incluindo os Drs. Ricardo Martínez Rodríguez (Espanha), Jaime Pereda Tapiol e Juan de Vial (Chile), Eduardo de Robertis, Guillermo Jaim Etcheberry, Pecci Saavedra, Amanda Pellegrini de Iraldi (Argentina), Juan Kouri (Cuba), Carlos Junkeira e Wanderlay Sousa (Brasil) e José Antonio Serrano, Haydée Viloria de Castejón e Orlando Castejón (Venezuela) fundaram a Sociedade Ibero-Americana de Biologia Celular em Santiago do Chile durante o II Congresso Latino-Americano de Microscopia Eletrónica em Santiago do Chile em 1974.

A realização do 1º Congresso Ibero-Americano de Histoquímica e Citoquímica, do 3º Congresso Ibero-Americano de Biologia Celular e do 6º Congresso Latino-Americano de Microscopia Eletrónica (Maracaibo, Venezuela) (1984).

Estes congressos foram realizados com a participação ativa da Dra. Haydée Viloria de Castejón e da Dra. María Elena Viloria Ocando, que trabalharam em Maracaibo na Unidade de Investigação Biológica enquanto o Dr. Orlando Castejón era Ministro do Ambiente e dos Recursos Naturais Renováveis em Caracas (1984). O Dr. Viloria de Castejón e a Dra. María Elena Viloria criaram um Comité Organizador que lhes permitiu liderar a organização de três congressos em simultâneo, o que significou dias intensos de trabalho organizativo. Estes congressos foram o I Congresso Ibero-Americano de Histoquímica e Citoquímica, o III Congresso Ibero-Americano de Biologia Celular e o VI Congresso Latino-Americano de Microscopia Eletrónica. A Dra. Haydée Viloria de Castejón organizou e participou como Presidente do I Congresso Ibero-Americano de Histoquímica e Citoquímica realizado em Maracaibo, Venezuela (1984).

Foto da Presidência do I Congresso Ibero-Americano de Histoquímica e Citoquímica. Maracaibo 1984.

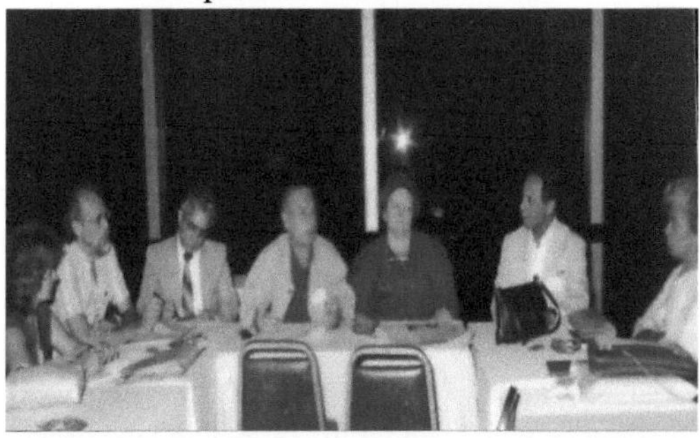

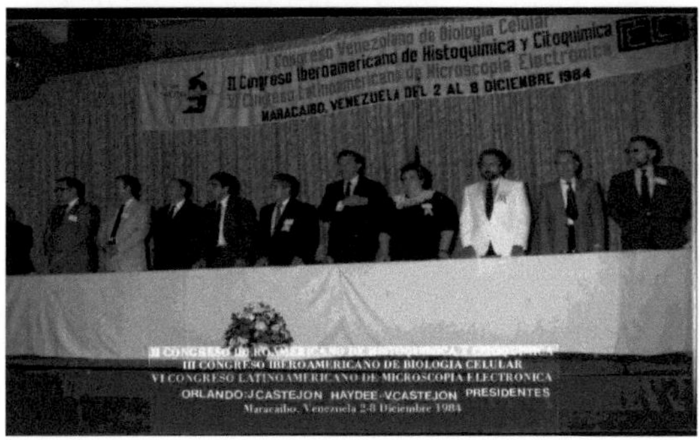

Presidium dos Congressos Internacionais integrado da esquerda para a direita pelo dr. Boris Drujan, Diretor do IVIC, Ricardo Martínez Rodríguez (Espanha), Presidente do III Congresso Ibero-americano, José Antonio Serrano, Haydée Viloria de Castejón (Presidente dos Congressos), Ángel Zambrano, Governador do Estado de Zulia, Orlando Castejón, José Chiquinquirá Ferrer, Reitor da LUZ, Humberto Fernández Morán (EUA), Ramón Piezzi (Universidad del Cuyo, Argentina) e Raimundo Villegas (Diretor do IDEA). O Dr. Castejón, Presidente do VI Congresso Latino-Americano de Microscopia Eletrónica, fez o discurso de abertura (Maracaibo, Venezuela, 1984).

Participação da Dra. Haydée Viloria de Castejón no Congresso Ibero-Americano de Biologia Celular organizado pelo Dr. Ricardo Martínez Rodríguez em Madrid (1987).

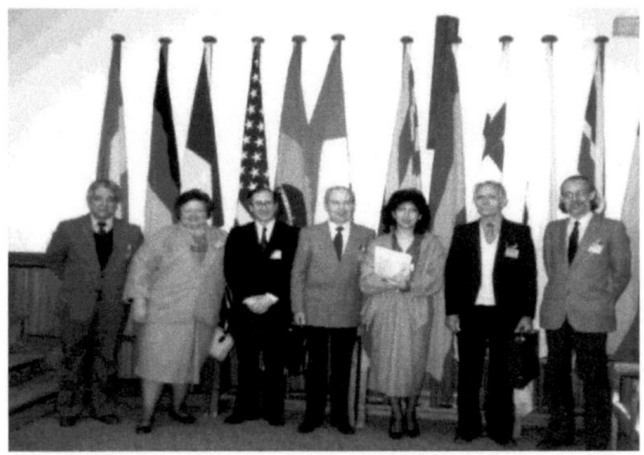

Membros do Presidium do Congresso Ibero-Americano de Biologia Celular. Da esquerda para a direita, os Drs. Orlando e Haydée Castejón, José Russo, Ricardo Martínez Rodríguez e os membros do Comité Organizador em Madrid (1987).

CAPÍTULO VIII
RELATÓRIOS DE VIAGENS ACADÉMICAS POR OCASIÃO DA PARTICIPAÇÃO EM CONGRESSOS INTERNACIONAIS VIAGEM A PARIS EM TRÂNSITO PARA TÓQUIO (JAPÃO)

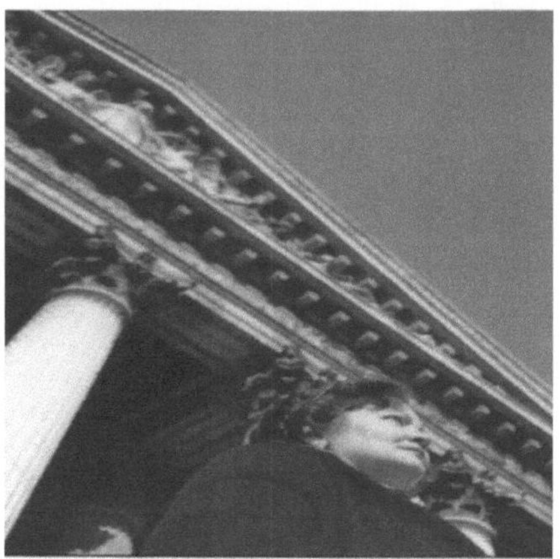

Viajar para Tóquio

A Dra. Viloria de Castejón estava muito feliz ao contemplar os templos que visitámos e muito entusiasmada ao apresentar as suas descobertas. O esforço incessante do seu trabalho ao longo dos anos estava a ser apresentado pela primeira vez aos convidados presentes que faziam parte das suas referências bibliográficas. Fora do horário do congresso, visitámos os centros comerciais. Haydee tinha um gosto especial por pérolas. Trouxe-as para Maracaibo num luxuoso colar como recordação e usava-as frequentemente no laboratório. Ficou curiosa com os vestidos típicos japoneses e comprou um pequeno quimono para a nossa filha Júlia Aurora. Em suma, foi uma viagem extraordinária que nos impregnou espiritual e cientificamente.

A Dra. Castejón em frente a um templo japonês em Quioto (1972) por ocasião da sua participação no IV Congresso Internacional de Histoquímica, celebrado em Quioto, Japão, de 20 a 26 de agosto de 1972, onde apresentou o Método GABOUL para a deteção intraneuronal de proteoglicanos por microscopia eletrónica de transmissão.

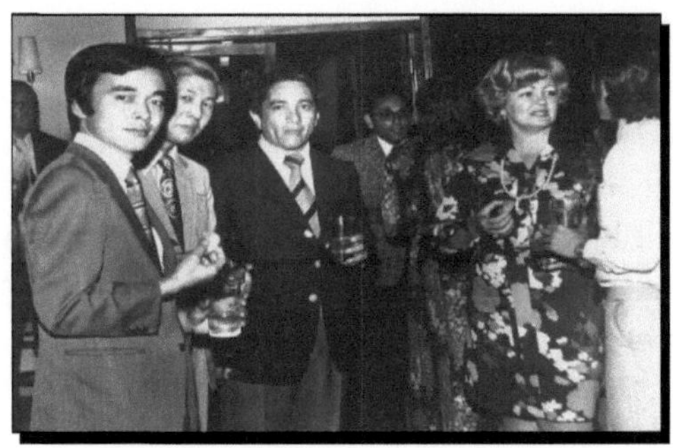

Encontro com a Presidente Susumi Ito da empresa Jeol no Japão, a quem foi adquirido o microscópio eletrónico JEOL100B. Este encontro foi muito agradável. O Presidente, no seu gabinete, exibiu as bandeiras da Venezuela e do Japão na sua secretária. Na Jeol, tivemos a oportunidade de ver o microscópio eletrónico de ultra-alta tensão, com um milhão de electrões-volt e uma dimensão equivalente a um edifício de três andares.

Viagem a Nova Orleães, EUA (1973).

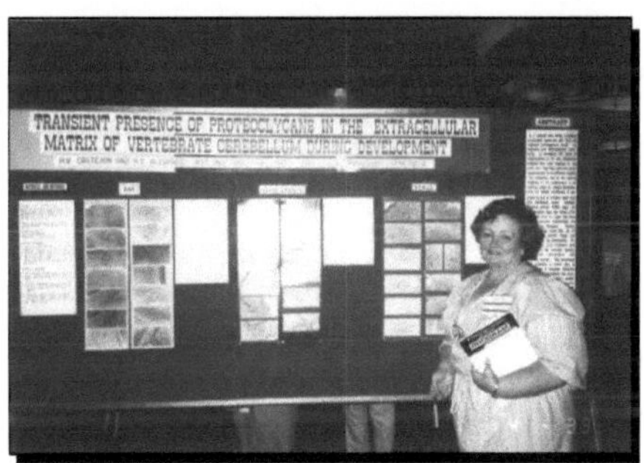

Nesta Reunião da Sociedade Americana de Microscopia de 1973 apresentamos um trabalho sobre um corante de densidade eletrónica, Vermelho de Ruténio, para a demonstração microscópica eletrónica de polissacarídeos intraneuronais, metodologia concebida pela Dra. Haydee Viloria de Castejón e em colaboração com a Dra. María Elena Viloria. (Haydee V. Castejón, María E. Viloria e Indalecio Rivero, Orlando Castejón: Contribuição do cloreto de ruténio para o estudo ultracitoquímico do córtex cerebelar. Proc. XXXI Anual. Electron Microscopy Society of America. J. Arcceneau (Ed) New Orleans, USA. 1973, pp. 30-31.A atividade criativa de Haydee Viloria de Castejón manifestou-se na tentativa de demonstrar por métodos electro-histoquímicos a presença de proteoglicanos no interior das células nervosas, uma das suas contribuições. A sua contribuição está reflectida no livro publicado pela Dra. Haydee Viloria de Castejón e pela Dra. María Viloria em 1977-1979 intitulado Manual de Técnicas Histoquímicas. O seu trabalho aparece em livros e monografias internacionais, como o livro Complex Carbohydrates in Nervous Tissue, publicado por Richard Margolis em 1979 (EUA), onde se afirma que a Dra. Castejón fez a descoberta dos proteoglicanos intracitoplasmáticos nas células nervosas (ver referência: The Complex carbohydrates in Nervous Tissue. Margolis R (Ed). Springer. **Plenum Press, Nova Iorque** 1979. **10.1007/978-1-4613-2925-1.** Viagem a São Paulo, Brasil (1974).

Viajamos para São Paulo na companhia da minha mulher, Dra. Haydee Viloria de Castejón, a convite da Sociedade Brasileira de Microscopia Eletrónica para participar com várias comunicações juntamente com as nossas bolseiras de investigação da incipiente Unidade de Investigação Biológica, Dra. María Elena Viloria e Dra. Consuelo Valero, no II Congresso Latino-Americano de Microscopia Eletrónica em Ribeirão Preto na primeira semana de dezembro de 1974.

Ver as seguintes referências

1. Castejón, Orlando J. e Castejón, Haydée V. Citoquímica e ultra-estrutura de células de Golgi cerebelares de ratos e humanos. II Congresso Latino-Americano de Microscopia Eletrónica. Ribeirão Preto, São Paulo, Brasil. 1-5 de dezembro de 1974.

2. Castejón, Haydée; Castejón, Orlando J.; Viloria, Maria E. e Valero Consuelo. Estudo ultracitoquímico dos proteoglicanos cerebelares do rato. Efeito da metilação e das digestões enzimáticas. II Congresso Latino-Americano de Microscopia Eletrónica. Ribeirão Preto. Sao Paulo. Brasil. 1 a 5 de dezembro de 1974.

3 Viloria, Maria E.; Castejón, Haydée V.; Castejón, Orlando J. e Valero, Consuelo. Diferentes tipos de cisternas subsuperficiais em ratos e no sistema nervoso central humano. II Congresso Latino-Americano de Microscopia Eletrónica. Ribeirão Preto. São Paulo. Brasil. 1 a 5 de dezembro de 1974.

4. Valero, Consuelo; Castejón, Orlando J.; Castejón, Haydée V., Viloria, Maria

E.: Estudo microscópico eletrónico do edema perifocal associado a tumores cerebrais humanos. II Congresso Latino-Americano de Microscopia Eletrónica. Ribeirão Preto. São Paulo. Brasil. 1 a 5 de dezembro de 1974.

Viagem a Bucareste, Roménia, (1976)

Em 1976, a Dra. Haydée Viloria de Castejón viajou para Bucareste (Roménia) acompanhada pelas nossas filhas Orlhay e Beatriz e pela Heidi Cristina. A Roménia era um país pobre da Europa, pertencente à chamada órbita soviética. Lá, encontraram muitos participantes europeus no 5º Congresso Internacional de Histoquímica e Citoquímica. Neste congresso, o Dr. Castejón apresentou um novo método de visualização de proteoglicanos intraneuronais ao microscópio eletrónico. O método chama-se GABOUL, uma abreviatura que corresponde às iniciais de glutaraldeído, ósmio, uranilo e chumbo, os nomes dos reagentes e corantes electrónicos utilizados. No seu regresso, a Dra. Castejón relatou a amável atenção dos investigadores romenos e do Dr. Ricardo Martínez Rodríguez, destacado investigador em Histoquímica do Instituto Cajal de Madrid. Desde então mantivemos uma estreita amizade que os levou a organizar o Congresso Ibero-Americano de Biologia Celular em Madrid em 1987. O método GABOUL foi publicado na Ata Histochemica (Alemanha), nos Proceedings of the American Microscopical Society e na Histochemistry and Cytochemistry.

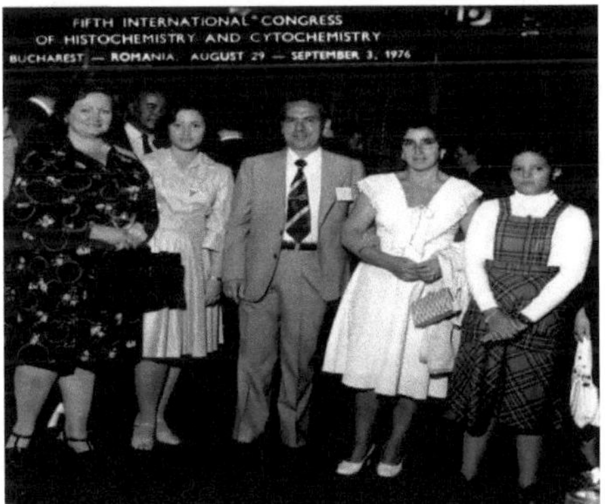

A Dra. Haydée Viloria de Castejon acompanhada pelas nossas filhas Orlhay e Heidi e o Dr. Martínez Rodríguez e a sua esposa (1976) participantes no Quinto Congresso Internacional de Histoquímica e Citoquímica na Roménia (Budapeste). 1976.

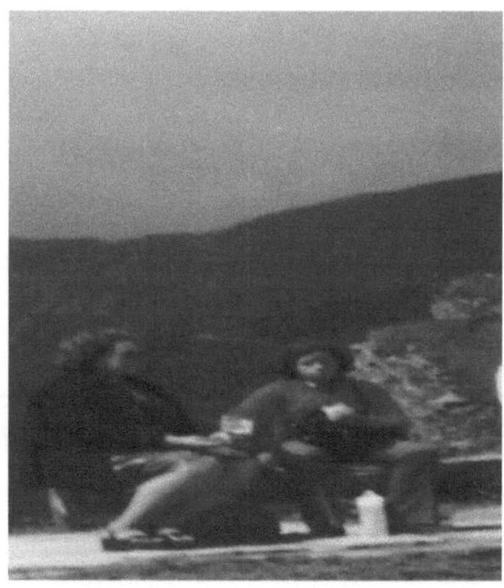

A Dra. Castejón acompanhada pela sua filha Heidi Cristina Heidi Cristina, a descansar depois de uma longa caminhada. Roménia (1976). Haydée tinha uma grande simpatia pelos países pobres da órbita soviética. No seu regresso, comenta as enormes dificuldades enfrentadas pelos investigadores romenos. Comentários que na Venezuela empobrecida de hoje, em que escrevemos esta viagem, têm uma profunda identidade.

A Dra. Haydee Viloria de Castejon em frente ao Coliseu de Roma (1981), numa viagem transitória para Zurique.

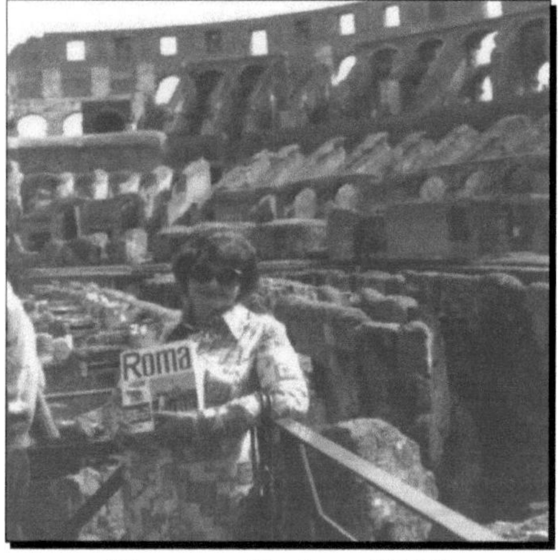

Viagem a Zurique (1982)

Em 1982, viajámos com a minha mulher Haydée e a minha filha Julia Aurora para Zurique, para participar no Primeiro Congresso Mundial da Organização Internacional do Cérebro, que se realizou em Zurique (Suíça) e para apresentar uma nova descoberta, a formação de canais transendoteliais formados por células endoteliais de capilares cerebrais em edemas cerebrais humanos traumáticos graves. Aproveitámos a nossa estadia para visitar o Professor Hans Moore no Instituto Federal de Tecnologia de Zurique. O Professor Moore tinha estado em Maracaibo em 1972 para participar no 1º Congresso Latino-Americano de Microscopia Eletrónica e tínhamos estabelecido uma grande amizade, especialmente após a sua estadia pós-congresso na Adicora. Moore convidou-nos para a sua casa nos arredores de Zurique, rodeada de coloridas quintas de gado. O Professor Moore desenvolveu a técnica de criofractura para microscopia eletrónica de transmissão, que permitiu visualizar a estrutura trilamelar da membrana e uma matriz macromolecular. Esta técnica levou à interpretação do modelo de mosaico da membrana como um avanço em relação à unidade de membrana de Robertson. Moore é um fotógrafo amador e mostrou-me com orgulho as fotografias que tinha tirado em Adicora, dizendo-me que quando se reformasse se dedicaria à fotografia. Depois do almoço, tirámos a fotografia em anexo.

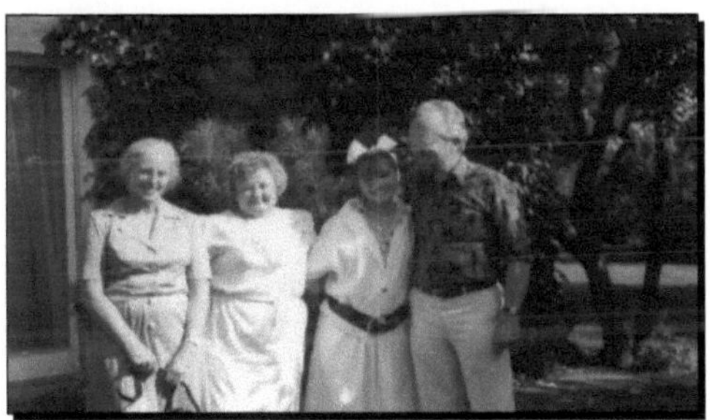

O Dr. Hans Moore e a sua mulher com Haydee e Julia Aurora na sua casa nos arredores de Zurique, 1982.

Primeiro Congresso da Federação Ibero-Americana de Histoquímica e Citoquímica em Madrid (1987). Este congresso foi organizado pela Federação Ibero-Americana de Biologia Celular, presidida pelo Dr. Ricardo Martínez Rodríguez, Presidente, e pela Dra. Haydée Viloria de Castejón, Vice-Presidente.

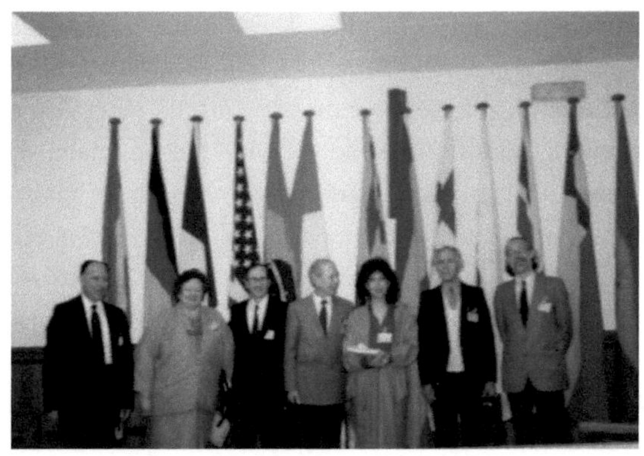

Membros do Presidium do Congresso Ibero-Americano de Biologia Celular. Distinguidos, da esquerda para a direita, os Drs. Orlando e Haydée Castejón, José Russo, Ricardo Martínez Rodríguez e os membros do Comité Organizador em Madrid.

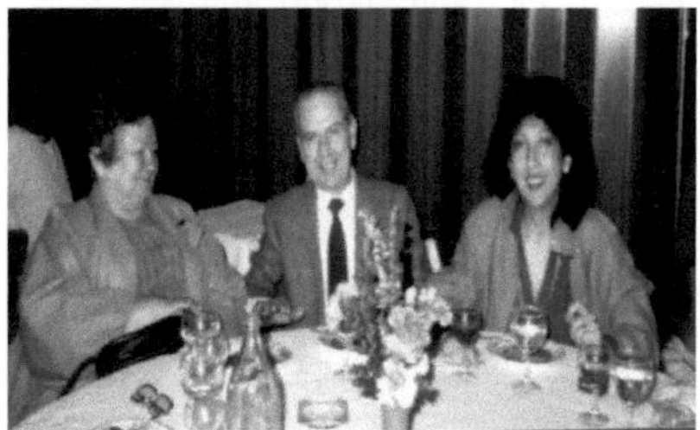

A Dra. Viloria de Castejón acompanhada pelo Dr. Ricardo Martínez Rodríguez durante o jantar do Congresso.

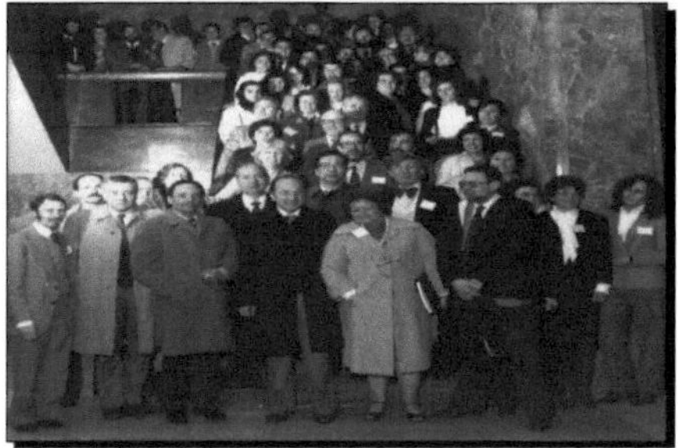

Grupo de participantes no Congresso Ibero-Americano de Histoquímica e Citoquímica (1987).

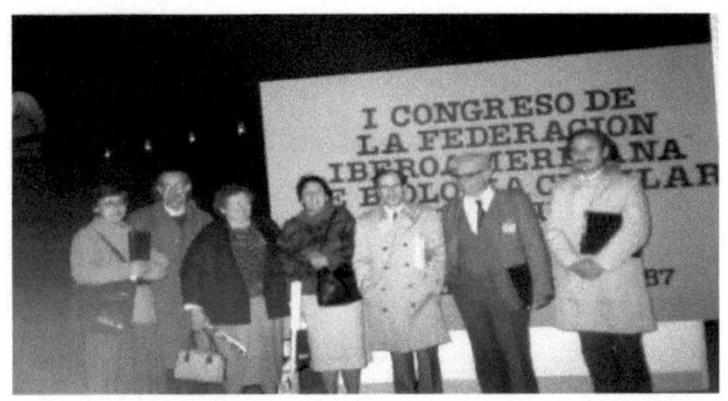

Participantes na eI Iberoamericana de Histoquímica e Citoquímica. Madrid (1987)

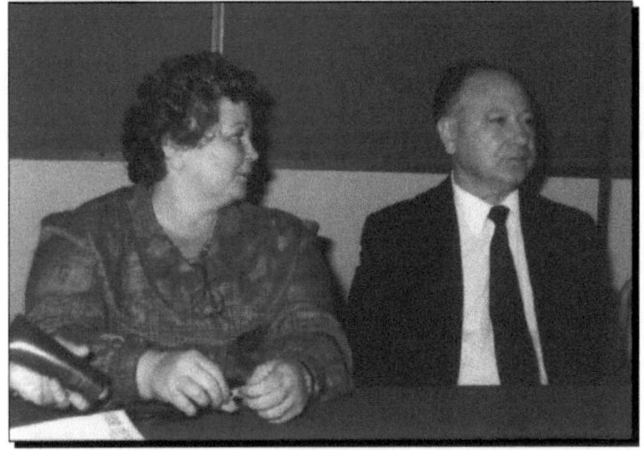

A Dra. Haydée Viloria de Castejon preside a uma mesa de trabalho com o Dr. Humberto Fernández Moran (1987).

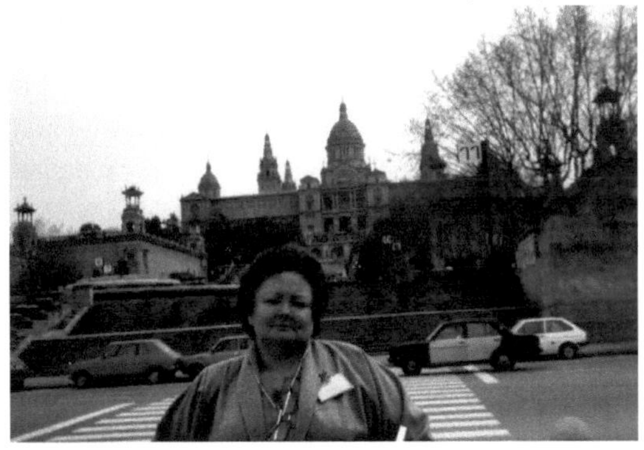

A Dra. Viloria de Castejón durante a sua visita ao Museu do Prado. Viagem a Constança, Alemanha (1985)

Constança é uma cidade alemã que recebeu o nome do imperador Constantino I, o Grande. Situada na margem sul do Lago de Constança e fazendo fronteira com a Suíça, alimentada pelo rio Reno, o seu clima agradável faz dela um destino turístico de prestígio. Constança é historicamente importante porque Frederico I, também conhecido como Barba Vermelha, assinou uma paz com os Lombardos no início do século XV, historicamente conhecida como a Paz de Constança. Um dos locais turísticos mais importantes é o centro da cidade, onde se podem ver duas torres medievais e duas praças, Markstätte e Münsterplatz. É obrigatória uma visita à Igreja de Nossa Senhora, com diferentes estilos românico, gótico e barroco que testemunham os diferentes períodos de domínio romano e francês da cidade.

A ilha de Mainau (ou ilha das flores) e Reichenau, cujo mosteiro é Património Mundial da UNESCO. Juntamente com a Dra. Haydee Viloria de Castejón, tivemos o prazer de apresentar uma comunicação sobre a criofractura do córtex cerebelar utilizando microscopia de transmissão e réplicas metálicas monoatómicas de carbono platinado. Esta técnica permitiu-nos visualizar a configuração macromolecular das membranas neuronais e interpretá-las de acordo com os estudos realizados pelo nosso amigo Professor Hans Moor no Instituto Federal de Tecnologia de Zurique. Hans Moor tinha estado em Maracaibo para assistir ao I Congresso Latino-Americano de Microscopia Eletrónica em 1972, que nós tínhamos organizado em Maracaibo. Estudando as suas publicações, aprendemos a interpretar as duas fases caraterísticas oferecidas pela técnica, a fase protoplasmática e a fase extracelular. Lembro-me dos encontros inesquecíveis de Hans Moor e Fernández Moran no nosso apartamento, trocando impressões sobre os seus estudos de microscopia eletrónica num alemão impecável, por vezes acompanhados por Peter Giebresch, diretor do Instituto Robert Koch na Alemanha. Recordo como um dos momentos mais interessantes da minha carreira académica poder discutir o sistema científico e tecnológico com alguns dos maiores inspiradores do mundo. Hans Moor tinha gostado imenso do Congresso e decidiu ficar e juntar-se a nós para conhecer a Adicora. Especialista em fotografia, ficou encantado com a vista dos Médanos e do azul do mar das Caraíbas. A minha senhora Haydée apreciou extraordinariamente o congresso e a cidade. Identifica-se plenamente com a paisagem, os vestidos tradicionais da população, a música e as flores. Ao observá-la, pensei que estava a conhecer os seus genes e os seus comportamentos, que se exprimiam na sua inteligência, no seu rigor, no seu carácter autoritário e nos seus belos olhos verdes. O trabalho apresentado foi posteriormente publicado descrevendo diferentes aspectos das células cerebelares em revistas especializadas como o European Journal of Cell Biology, Neuroscience Letters (EUA) e Electron microscopy in Japan. Uma das recordações mais importantes foi trazer de volta réplicas de canecas de cerveja usadas no século XVIII, que estão expostas como parte da decoração do nosso bar no apartamento.

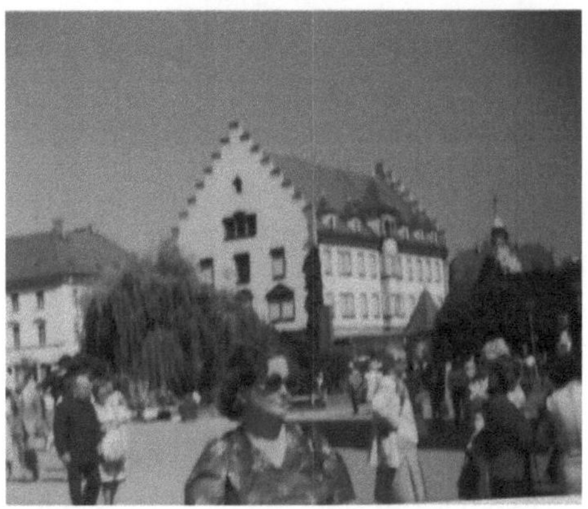

Dra. Haydée Viloria de Castejón no Parque Central de Constanza (1985)

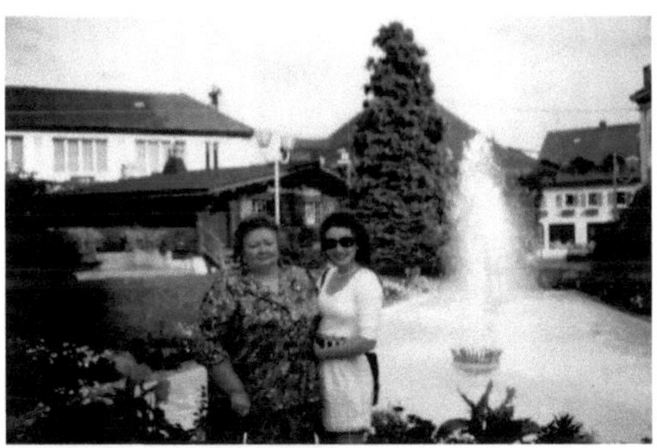

A Dra. Haydée Viloria de Castejón acompanhada pela nossa filha Julia Aurora Castejón Viloria em frente à Casa de Hóspedes em Constanza.

Viagem de família a Genebra (Suíça) para visitar o seu marido, Dr. Orlando Castejón. Em Genebra (1994) acompanhando o seu marido como Representante da Venezuela nas Nações Unidas. Durante o mês de agosto de 1994, o Dr. Castejón e a minha mãe Elba Sandoval Pérez visitaram-nos em Genebra, onde o

Dr. Castejón era o representante da Venezuela na Organização das Nações Unidas (ONU).

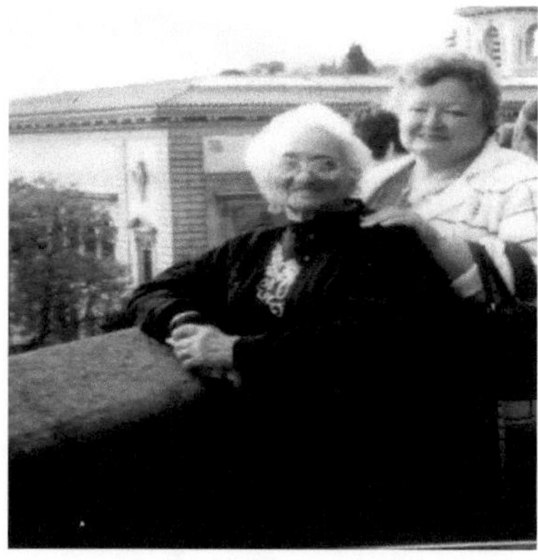

Doña Elba e Haydée em Genebra durante uma curta estadia de férias e cuja despedida no regresso à Venezuela me proporcionou momentos profundos de meditação inconsolável (1994).

Presença do Dr. Castejón no lançamento do livro Scanning Microscopy of Cerebellar Cortex pelas Autoridades Universitárias da Universidade de Zulia. Maracaibo. Venezuela

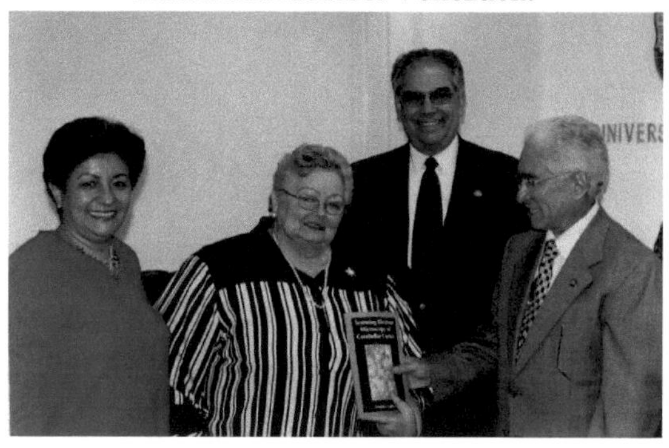

Batismo do livro Scanning Microscopy of Cerebellar Cortex do Dr. Orlando Castejón, mas com os Drs. Domingo Bracho e Teresita Álvarez de Fernández, Reitor e Vice-Reitora Académica da Universidade de Zulia (2002), acompanhados pelo Dr. Alan Castellanos, Dr. Pablo Ortega e Nelly Montiel (2002). Dr. Alan Castellanos, Dr. Pablo Ortega e Nelly Montiel (2002).

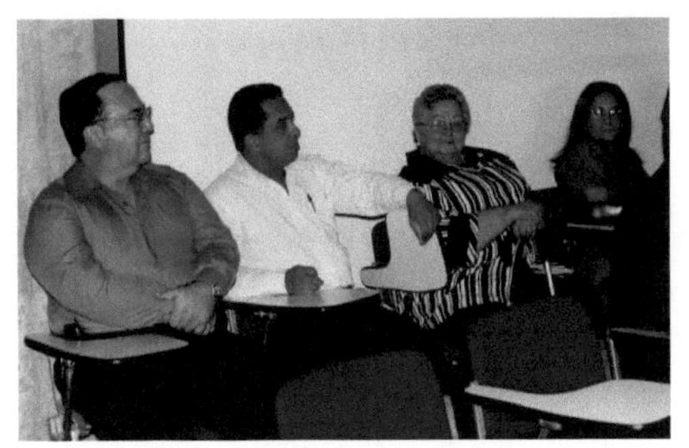

CAPÍTULO IX

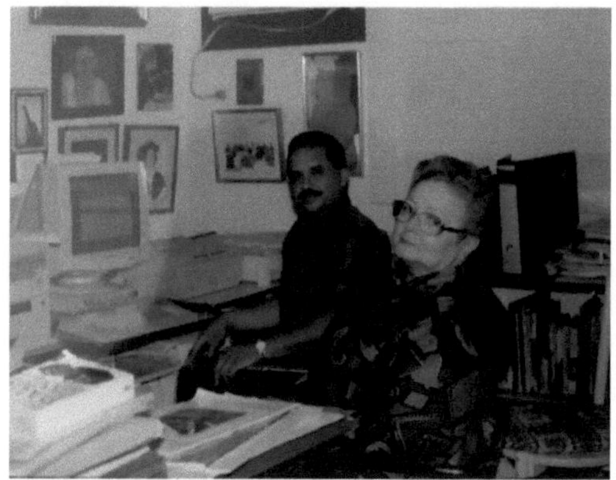

Perfil da Dra. Haydée Viloria de Castejón segundo De. Pablo Ortega, Investigador em Desnutrição Infantil e seu Conteúdo Social. "Uma experiência extraordinária".

Pelo Dr. Pablo Ortega, Investigador Autónomo, ex-Diretor do Instituto de Investigação Biológica e Coordenador do Programa de Desnutrição de impacto social, constituindo um claro testemunho de vida, do importante papel desempenhado pelos investigadores das ciências básicas, quando são projectados para a solução dos problemas fundamentais da nossa sociedade. Haydée Viloria de Castejón, minha Tutora Académica, não só despendeu tempo e esforço na investigação dos problemas de deficiência durante a infância, como também se centrou na procura de soluções plausíveis para estes problemas, através da formação multidisciplinar de recursos humanos, tanto para a investigação como para a assistência médica, nutricional, psicológica e social da população infantil afetada. Estes factos serão referenciados ao longo deste capítulo com as suas múltiplas participações em congressos científicos e publicações em revistas científicas com revisão por pares. Com base nos resultados de uma parte importante do seu trabalho de investigação nas ciências básicas, e extrapolando as suas reflexões e conclusões sobre as possíveis alterações que podem ocorrer durante as diferentes fases de crescimento e desenvolvimento dos seres humanos, interessou-se cada vez mais pela desnutrição infantil e pelos seus efeitos devastadores no futuro desta população no desenvolvimento da nossa sociedade em desenvolvimento.O seu louvável trabalho na abordagem científica e assistencial da desnutrição infantil começou em meados dos anos 80, quando iniciou um programa de extensão sobre Desnutrição Infantil e Retardo Mental, ligado ao Instituto de Investigação Biológica da Faculdade de Medicina da nossa Ilustre Universidade de Zulia, Conseguiu reunir uma seleta equipe de professores e alunos de graduação e pós-graduação das Escolas de Medicina, Nutrição e Bioanálise, cujos nomes e participação destacada se refletem como autores e co-autores de múltiplas participações em Eventos Científicos Nacionais e Internacionais, publicados nos anais desses eventos e em revistas científicas de alto impacto com revisão por pares.O impacto das suas actividades de ensino, investigação e extensão reflecte-se num curto espaço de tempo, quando participa ativamente na criação e fundação do primeiro Serviço de Educação e Recuperação Nutricional (SERN) na região de Zulia, localizado no Hospital Chiquinquira em Maracaibo, sendo nomeada como Coordenadora de Investigação e membro do comité diretivo do Serviço desde a sua criação em 1987.Para melhor compreender a visão futurista da Dr^a. Para compreender melhor a visão futurista do Dr. Haydee sobre o problema da desnutrição infantil e os seus efeitos devastadores no crescimento e desenvolvimento durante as primeiras fases da vida, devemos ter em conta que, nos anos 70 e 80, a Venezuela estava em plena bonança socioeconómica do petróleo e os quadros clínicos de desnutrição infantil que se apresentavam eram poucos e o comprometimento do crescimento e desenvolvimento da criança era ligeiro a moderado. As referências a casos graves nessa altura eram isoladas e provinham de zonas muito marginais ou rurais, e de referências bibliográficas de países muito pobres do continente africano.Em 1995, com a consolidação de diferentes linhas de investigação e respectivos programas de atuação, sobre carências de aminoácidos essenciais, vitamina A, oligoelementos como o zinco e o ferro, e partindo da premissa de que "as crianças desnutridas apresentam alterações orgânicas e funcionais, que merecem um tratamento especial por parte de pessoal treinado, e que também era necessário continuar a investigação para conseguir alternativas de tratamento que permitissem enfrentar eficaz e oportunamente os seus graves problemas de saúde"; solicitou ao Conselho Técnico do Instituto de Investigação Biológica a criação do Laboratório de Investigação sobre Desnutrição Infantil e Retardo Mental, ao qual foi atribuído um espaço físico, com o equipamento laboratorial necessário, pessoal administrativo, técnico e académico. Consolida-se assim a projeção local, nacional e internacional das actividades científicas e assistenciais desenvolvidas até ao momento. Com esta plataforma de ação, promove parcerias estratégicas com a Faculdade de Psicologia da Universidade Rafael Urdaneta e o Parque Tecnológico da Universidade de Zulia, multiplicando assim os esforços na abordagem científica e assistencial do problema. Existem múltiplas causas que se combinam para criar as condições favoráveis que dão origem à desnutrição infantil, sendo as principais: a falta ou ingestão inadequada de nutrientes num ser em pleno crescimento e desenvolvimento, a ignorância dos pais, o analfabetismo, o desemprego, a pobreza, a sobrelotação, a falta de serviços básicos. Neste sentido, a Dra. Haydée, promoveu e participou no planeamento e execução de trabalhos de investigação e actividades de relevância científica, que se destacaram no campo da avaliação nutricional, antropométrica e dietética, avaliação clínica, avaliação bioquímica: destacando-se os estudos em Glucosaminoglicanos, Proteínas, Aminoácidos, Vitamina zinco, Ferro sérico e Anemias (62-69), avaliação psicológica da ação social e intervenção nutricional.Relativamente à abordagem científica e assistencial do problema da desnutrição nas primeiras fases da vida, foi abordada não só a população infantil e escolar em diversos centros educativos e refeitórios da região (85-87), mas também as adolescentes com carências nutricionais durante a gravidez, na consulta obstétrica de alto risco dos Serviços de Ginecologia e Obstetrícia do Hospital de Chiquinquirá e da Maternidade "Dr. Armando Castillo Plaza" (88-95). Finalmente, como coordenadora de investigação e membro do Comité de Direção do SERN, acompanhou e actualizou os diferentes critérios e protocolos de intervenção nutricional em crianças hospitalizadas. A difusão dos programas de intervenção foi um fator de motivação constante até aos últimos dias da sua vida, mantendo como eixo central os Serviços de Assistência e a sua expansão a outras localidades da região de Zuliana, em diferentes modalidades, defendendo a modalidade de semi-internamento para as zonas marginais urbanas e rurais.

"O acompanhamento dos programas de nutrição requer vontade política para uma distribuição eficaz dos recursos financeiros, materiais, humanos e administrativos, a fim de otimizar o seu benefício para a população carenciada, o futuro laboral e intelectual da Venezuela".
Dr. Haydée V. Castejón

CAPÍTULO X

Opinião dos seus familiares Uma professora sábia Orlhay Castejón Viloria Filha de Haydée Viloria de Castejón e Orlando Castejón Licenciada em Administração de Empresas. Especialista em Finanças.

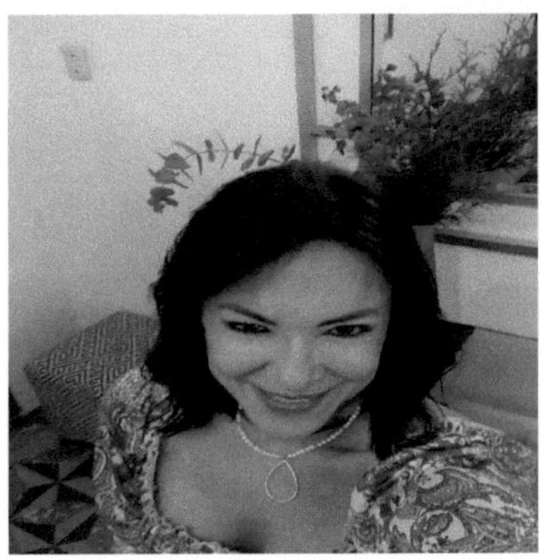

Vivi e desfrutei de uma série de ensinamentos de uma sábia professora, uma pessoa rígida e certeira nos seus conselhos, de quem herdei a capacidade de liderança, organização e planeamento no trabalho, o gosto pela área e os investimentos. Dizia-me filha, com esforço, poupança e perseverança, as conquistas obtêm-se, em silêncio, passo a passo. As minhas melhores recordações, a sua dedicação e amor aos filhos, ao marido, à mãe e à sua grande família Viloria.Ocando. Foi uma trabalhadora abnegada e incansável, uma professora incansável com os seus alunos no laboratório e apaixonada pela investigação científica. Foi uma mente brilhante, uma escritora prolífica na área da investigação biomédica, reconhecida pelos seus pares internacionais com quem dialogou nas suas inúmeras deslocações nacionais e internacionais, como ficou bem descrito nesta monografia. Adorava o seu trabalho no domínio da desnutrição infantil e a sua identificação com muitas crianças das nossas classes desfavorecidas. Teve uma longa carreira académica, na qual deixou a sua marca nas melhores revistas e congressos internacionais da sua especialidade, juntamente com o seu grande grupo de jovens que a acompanhavam. Como amiga e mãe carinhosa, foi a minha aliada com quem sempre contei, uma personagem forte no nosso comportamento social e familiar e sempre ao nosso lado. Muito obrigado pelas tuas infinitas virtudes, pela tua orientação nas nossas viagens, minha linda velhinha, estarás sempre presente em todos os actos da minha vida, espírito, mente e coração.

Dra. Julia Aurora Castejón Viloria, filha da Dra. Haydée Viloria de Castejón
Médica cirurgiã, especialista em Oftalmologia

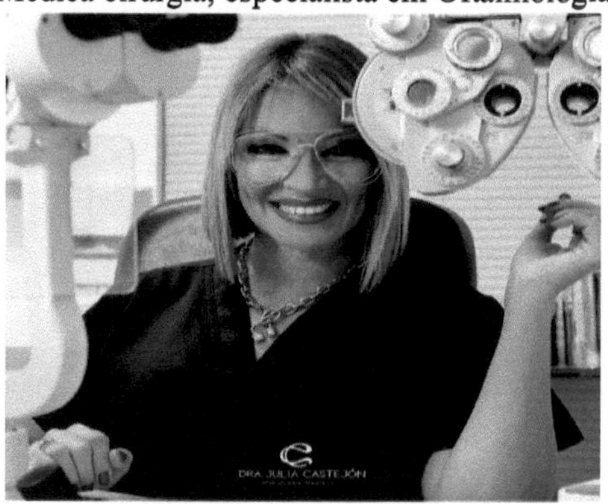

QUEM ERA A MINHA MÃE?

Dra. Julia Aurora Castejón Viloria, outra filha do Dr. Haydée Viloria de Castejón Médico-cirurgião, especialista em Oftalmologia Sem medo de errar, uma das mulheres mais virtuosas aos olhos de Deus que conheci. E não por ser minha mãe, mas porque a sua coragem, esforço, disciplina, carácter, temperança, obediência, amor e temor a Deus eram sublimes e inquestionáveis. Mulher excecional, esposa e mãe, incondicional, sonhadora, visionária. Estrita, rigorosa, meticulosa, estudiosa, academicamente brilhante! Com uma garra, dinamismo e energia que ultrapassavam a sua saúde física e espiritual-física... O céu era o limite para alcançar as suas incríveis e profícuas conquistas a nível nacional e internacional. Dra. Haydee Viloria de Castejón; conhecida como A MULHER COM OLHOS DE JADE devido ao verde-água dos seus olhos. Investigadora Médica, Chefe do Laboratório de Histoquímica e Citoquímica do Instituto de Biologia. Investigadora biológica da Faculdade de Medicina da Ilustre Universidade de Zulia; líder em programas de investigação sobre desnutrição infantil; fundadora da Unidade de Desnutrição Infantil do Hospital Chiquinquira, Maracaibo, Estado de Zulia, Venezuela. Uma mãe incansável, dedicada aos seus filhos, aos nossos trabalhos escolares, ofícios, passatempos, empreendedorismo e estudos universitários. Incentivou-nos em tudo o que queríamos inovar e muito mais! Facilitou, preparou o caminho para que nós, seus filhos, nos formássemos como seres humanos cheios do Espírito Santo de Deus e como trabalhadores honestos, íntegros, capazes, responsáveis e éticos! Como filha? Uma filha amorosa e uma mãe para seus 9 irmãos, pois era a "mais velha" e minha avó ficou viúva muito jovem; tornou-se o braço direito de minha avó materna e junto com ela conseguiram "criar", educar e criar a prole. Amou loucamente a sua mãe e honrou-a abundantemente na vida, toda a vida! Como esposa? Uma esposa dedicada, leal, fiel, cúmplice, amiga, submissa, "enamoricienta". Foi namorada, esposa e amante do homem que cativou o seu coração e o encheu de amor e admiração infinita, foi, juntamente com o meu pai, coparticipante e criadora de um império e de um legado académico sem precedentes! Mamita, há 18 anos, o céu e a terra abriram-se para te receber, o fogo purificador e um canteiro de rosas brancas foram depositados... a tua ascensão foi sentida, perfumada, bela... Lembro-me de ouvir ao longe, os acordes de "Alfonsina y el Mar" cantados com emoção e lágrimas pela minha adorável irmã Heidi Cristina, enquanto nos despedíamos angustiadamente de ti entre lágrimas e inquietos engasgos silenciosos... Terrivelmente precoce a tua ausência?...Papai Deus não se engana! Um anjo tão virtuoso deveria estar nos jardins celestiais dançando com os A géis de Deus! Amor, sacrifício, desprendimento, que ensinamentos Mamita! Honro-te e agradeço-te o amor sem medida. Amamos-te e sentimos a tua falta para todo o sempre. Bênção!

CAPÍTULO XI

COMUNICAÇÕES A CONGRESSOS E PUBLICAÇÕES DA DRª HAYDÉE VILORIA DE CASTEJÓN E COLABORADORES

1) Castejón, Haydée V.; Castejón, Orlando J. e Viloria, María E.: Aplicação da técnica de GABOUL no estudo de microscopia eletrónica de células nervosas do córtex cerebral de ratos e humanos. Histochemistry and Cytochemistry. pp. 69-70, 1970.

2) Haydée V. Castejón, Orlando J. Castejón e R. Romero Rincón...: Estudo histoquímico e ultra-estrutural da célula hepática num caso de glicogenose de tipo I. Invest. Clín. 38: 9-49, 1971.

3) Haydée V. Castejón, Orlando J. Castejón e R. Romero Rincón...: Estudo histoquímico e ultra-estrutural da célula hepática num caso de glicogenose de tipo I. Invest. Clín. 38: 9-49, 1971.

4) Haydée V. Castejón e Orlando J. Castejón: Application of Alcian Blue and Osmium- Dimethylothylenediamine (Os-DMEDA) in the electronhistochemical study of nerve tissue. Proceedings of Histochemistry. pp. 519-520, 1972.

5) Haydée V. Castejón e Orlando J. Castejón: Aplicação de Alcian Blue e Os-DMEDA no estudo histoquímico eletrónico do córtex cerebelar. I. Coloração com Alcian Blue. Simpósio sobre Estrutura Fina do Cerebelo. Rev. Micr. Elec. Vol. 1, No. 2: 207-226. 1972.

6) Orlando J. Castejón e Haydée V. Castejón: Aplicação de Alcian Blue e Os- DMEDA no estudo histoquímico eletrónico do córtex cerebelar. II. Coloração com Os-SMEDA. Simpósio sobre Estrutura Fina do Cerebelo. Rev. Micr. Elec. Vol. 1, No. 2: 227-238. 1972

7) Haydée V. Castejón e Orlando J. Castejón : Aplicação de Alcian Blue e Osmium-Dimetilothylenediamine (Os-DMEDA) no estudo electronhistoquímico do tecido nervoso. Proc Histochem. pp. 519-520, 1972.

8) Haydée V. Castejón e Orlando J. Castejón. Aplicação de Alcian Blue e Os-DMEDA no estudo histoquímico eletrónico do córtex cerebelar. I. Coloração com Alcian Blue. Simpósio sobre Estrutura Fina do Cerebelo. Rev. Micr. Elec. Vol. 1, No. 2: 207-226. 1972.

9) Orlando J. Castejón e Haydée V. Castejón: Aplicação de Alcian Blue e Os- DMEDA no estudo histoquímico eletrónico do córtex cerebelar. II. Coloração com Os-SMEDA. Simpósio sobre Estrutura Fina do Cerebelo. Rev. Micr. Elec. Vol. 1, No. 2: 227-238. 1972.

10) Orlando J. Castejón, Haydée V. Castejón, Consuelo Valero e María E. Viloria: Aplicação do método GABOUL ao estudo ultracitoquímico dos capilares cerebelares. Ata Cientif. Venez. Vol. 25 (Sup. 1): 57-58, 1974.

11) Haydée V. Castejón e Orlando J. Castejón : Aplicação de Alcian Blue e Osmium-Dimetilothylenediamine (Os-DMEDA) no estudo electronhistoquímico do tecido nervoso. Proc Histochem. pp. 519-520, 1972.

12) Haydée V. Castejón e Orlando J. Castejón. Aplicação de Alcian Blue e Os-DMEDA no estudo histoquímico eletrónico do córtex cerebelar. I. Coloração com Alcian Blue. Simpósio sobre Estrutura Fina do Cerebelo. Rev. Micr. Elec. Vol. 1, No. 2: 207-226. 1972.

13) Orlando J. Castejón e Haydée V. Castejón: Aplicação de Alcian Blue e Os- DMEDA no estudo histoquímico eletrónico do córtex cerebelar. II. Coloração com Os-SMEDA. Simpósio sobre Estrutura Fina do Cerebelo. Rev. Micr. Elec. Vol. 1, No. 2: 227-238. 1972.

14) Haydée V. Castejón, Orlando J. Castejón e Lourdes Salazar: Demonstração ultracitoquímica de glicosaminoglicanos ácidos sensíveis à hialuronidase em fibras musgosas cerebelares. Ata Científ. Venez. 24 (Sup. 1): 47, 1973.

15) Orlando J. Castejón, Haydée V. Castejón, María E. Viloria e Indalecio Rivero: Contribuição do cloreto de ruténio para o estudo ultracitoquímico do córtex cerebelar. Actas da XXXI Reunião Anual. Electron Microscopy Society of America.J. Arcceneau (Ed) New Orleans, USA. 1973, pp. 30-31.

16) Orlando J. Castejón, Haydée V. Castejón, Consuelo Valero e María E. Viloria: Aplicação do método GABOUL ao estudo ultracitoquímico dos capilares cerebelares. Ata Cientif. Venez. Vol. 25 (Sup. 1): 57-58, 1974.

17) Orlando J. Castejón e Haydée V. Castejón: O método GABOUL e a sua contribuição para o estudo ultracitoquímico do córtex cerebelar. Microscopia Eletrónica 1974. J. V. Sanders e D.J. Goodchild (Eds). Academia Australiana de Ciências. Canberra, Austrália. Vol. II, 1974, pp 328-329.

18) Orlando J. Castejón, Haydée V. Castejón, Consuelo Valero e María E. Viloria: Aplicação do método GABOUL ao estudo ultracitoquímico dos capilares cerebelares. Ata Cientif. Venez. Vol. 25 (Sup. 1): 57-58, 1974.

19) Haydée V. Castejón, Orlando J. Castejón, María E. Viloria e Consuelo Valero: Estudo ultracitoquímico dos proteoglicanos cerebelares do rato. Efeito da metilação e das digestões enzimáticas. Proc. II Congresso Latino-americano de Microscopia Eletrónica. Bello Horizonte. Brasil: pp. 32-33, 1974.

20) Orlando J. Castejón e Haydée V. Castejón: Cytochemistry and ultrastructure of mouse and human cerebellar Golgi cells. Proc. II Congreso Latinoamericano de Microscopía Eletrónica. Micros: pp. 34-35, 1974.

21) Consuelo Valero, Orlando J. Castejón, Haydée V. Castejón, María E. Viloria e José Ramón Guzmán: Estudo microscópico eletrônico do edema perifocal associado a tumores cerebrais de heman. II Congresso Latino-americano de Microscopia Eletrónica. Bello Horizonte. Brasil. pp. 128-129,1974.

22) María E. Vilora, Haydée V. Castejón, Orlando J. Castejón e Consuelo Valero: Diferentes tipos de cisternas subsuperficiais no sistema nervoso central de ratos e humanos. Proc. II Congresso Latino-americano de Microscopia Eletrónica. Bello Horizonte. Brasil. pp. 134-135, 1974.

23) Consuelo Valero, Orlando J. Castejón, Haydée V. Castejón, María E. Viloria e José Ramón Guzmán: Estudo microscópico eletrônico do edema perifocal associado a tumores cerebrais de heman. II Congresso Latino-americano de Microscopia Eletrónica. Bello Horizonte. Brasil. pp. 128-129,1974.

24) María E. Vilora, Haydée V. Castejón, Orlando J. Castejón e Consuelo Valero: Diferentes tipos de cisternas subsuperficiais no sistema nervoso central de ratos e humanos. Proc. II Congreso Latinoamericano de Microscopia Eletrónica Bello Horizonte. Brasil. pp. 134-135, 1974.

25) María E. Vilora, Haydée V. Castejón, Orlando J. Castejón e Consuelo Valero: Diferentes tipos de cisternas subsuperficiais no sistema nervoso central de ratos e humanos. Proc. II Congresso Latino-americano de Microscopia Eletrónica Bello Horizonte. Brasil. pp. 134-135, 1974.

26) Castejón, Orlando J. e Castejón, Haydée V.: Aplicação do método GABOUL ao estudo ultracitoquímico da barreira hematoencefálica do rato. Proceedings Electron Microscopy Society of America. pp. 98-99, 1976.

27) Viloria, María E.; Castejón, Haydée V. e Castejón, Orlando J.: Application of Alcian Blue to the submicroscopic study of capillary cells in human brain edema. Journal of Electron Microscopy, 3: 144-145, 1976.

28) Castejón, O.J. and Castejón, H.V.: Transmission and scanning electron microscopy and ultracytochemistry of vertebrate and human cerebellar cortex. Em "Glial and Neuronal Cell Biology". Ed. Sergey Federoff, pp. 249-258, Alan R. Liss, Inc., Nova Iorque, 1981. Nova Iorque, 1981.

29) Castejón, O.J.; Castejón, H.V.; Alvarado, M.E.; Montiel, N.J. e Espinoza, J.R.: Os neurónios estrelados cerebelares. A freeze-fracture and ultrastructural study. Neuroscience Letters. Suppl. 22, 271-272, 1986.

30) Castejón, O.J. and Castejón, H.V.: Electron microscopy and glycosaminoglycan histochemistry of cerebellar stellate neurons. Scanning Microscopy. 1, 681-693. 1987.

31) Castejón, O.J. and Castejón, H.V.: Scanning electron microscopy freeze etching and glycosaminoglycan cytochemical studies of the cerebellar climbing fiber system. Scanning Microscopy, 2, 2181-2193, 1988.

32) Castejón, O.J. and Castejón, H.V. Three-dimensional morphology of cerebellar protoplasmic islands and proteoglycan content in mossy fiber glomerulus: Um estudo ao microscópio eletrónico de varrimento e transmissão. Scanning Microscopy 5(2): 477-494, 1991.

33) Castejón, O.J. and Castejón, H.V. Three-dimensional morphology of cerebellar protoplasmic islands and proteoglycan content in mossy fiber glomerulus: Um estudo ao microscópio eletrónico de varrimento e transmissão. Scanning Microscopy 5(2): 477-494, 1991.

34) Castejón O.J., Castejón H.V., Apkarian R.P. High resolution (SE-1) scanning electron microscopy features of primate cerebellar cortex. Cellular and Molecular Biology, (Paris), 40 (9), 1173-1181, 1994.

35) Castejón O.J. Castejón, H.V., Apkarian R.P. Proteoglycan ultracychemistry and conventional and high resolution scanning electron microscopy of vertebrate cerebellar parallel fiber presynaptic endings. Cellular and Molecular Biology (Paris) 40 (6), 795- 801, 1994.

36) Orlando J. Castejón, Haydée V. Castejón. Microscopia eletrónica de varrimento convencional e de alta resolução de células de Purkinje cerebelares. Biocell, 21 (2) 149-160, 1997.

37) Castejón O.J., Castejón H.V., Apkarian R.P. High resolution (SE-1) scanning electron microscopy features of primate cerebellar cortex. Cellular and Molecular Biology, (Paris), 40 (9), 1173-1181, 1994.

38) Castejón O.J. Castejón, H.V.,Apkarian R.P. Proteoglycan ultracychemistryand conventional and high resolution scanning electron

microscopy of vertebrate cerebellar parallel fiber presynaptic endings. Cellular and Molecular Biology (Paris) 40 (6), 795-801, 1994.

39) Castejón O.J. Castejón, H.V., Conventional and high resolution scanning electron microscopy of cerebellar Purkinje cells. Biocell, 21 (2) 149-160, 1997

40) Castejon OJ, Castejon HV, Apkarian RP . Microscopia confocal de varrimento a laser, varrimento convencional e microscopia eletrónica de transmissão de células granulares cerebelares de vertebrados. Biocell, 25: 235-255. 2000

41) Castejón OJ, Castejón H.V.Comportamento das células oligodendrogliais no córtex cerebral humano edematoso traumático. A light and electron microscopic study. Brain Injury, 14, 303- 317, 2000.

42) Castejón O.J. Castejón, H.V., and Sims P. Confocal, scanning and transmission electron microscopic study of cerebellar mossy fiber glomeruli. J. Submicrosc. Cytol. Pathol., 32 (2), 247-260, 2000.

43) Castejón O.J. Microscopia de luz e microscopia eletrônica de varredura convencional e de alta resolução das células de Golgi do cerebelo de vertebrados. Biocell (Argentina) 24, 13-30, 2000.

44) Castejón OJ, Castejón H.V.Comportamento das células oligodendrogliais no córtex cerebral humano edematoso traumático. A light and electron microscopic study. Brain Injury, 14, 303- 317, 2000.

45) Castejón O.J. Castejón, H.V., and Sims P. Confocal, scanning and transmission electron microscopic study of cerebellar mossy fiber glomeruli. J. Submicrosc. Cytol. Pathol., 32 (2), 247-260, 2000.

46) Castejón OJ, Castejón, HV. Microscopia correlativa das células do cesto cerebelar. Journal Submicroscopic, Cytology and Pathology, 33, 23-32, 2001.

47) Castejón O.J., Apkarian R.P., Castejón H.V. e Alvarado M.V.: Field emission scanning electron microscopy and freeze-fracture transmission electron microscopy of mouse cerebellar synaptic contacts. Journal Submicroscopic Cytology and Pathology, 33, 289-300, 2001.

48) Castejón O.J., Castejón H.V. e Castellano A.: Lesão das células oligodendrogliais e desmielinização na hidrocefalia infantil. Um estudo de microscopia eletrónica. Journal Submicroscopic Cytology and Pathology. 33, 33-40, 2001.

49) Castejón, OJ., Castejón HV., Diaz M., and Castellano A. Consecutive light

microscopy, scanning-transmission electron microscopy and transmission electron microscopy of traumatic human brain oedema and ischaemic brain damage. Histologia e Histopatologia. 16,1117-1134, 2001.

50) Castejón O.J. e Castejón, H.V.: Microscopia correlativa das células do cesto cerebelar. Journal Submicroscopic Cytology and Pathology (Itália) 33, 23-32, 2001.

51) Castejón OJ, Castejón, HV. Microscopia correlativa das células do cesto cerebelar. Journal Submicroscopic, Cytology and Pathology, 33, 23-32, 2001.

52) Castejón O.J., Apkarian R.P., Castejón H.V. e Alvarado M.V.: Field emission scanning electron microscopy and freeze-fracture transmission electron microscopy of mouse cerebellar synaptic contacts. Journal Submicroscopic Cytology and Pathology, 33, 289-300, 2001.

53) Castejón O.J., Castejón H.V. e Castellano A.: Lesão das células oligodendrogliais e desmielinização na hidrocefalia infantil. Um estudo de microscopia eletrónica. Journal Submicroscopic Cytology and Pathology. 33, 33-40, 2001.

54) Castejón O.J., Castejón H.V. e Castellano A. Lesão das células oligodendrogliais e desmielinização na hidrocefalia infantil. Um estudo de microscopia eletrónica. Journal Submicroscopic Cytology and Pathology (Itália), 33, 33-40, 2001.

55) Castejón, OJ., Castejón HV., Diaz M., and Castellano A. Consecutive light microscopy, scanning-transmission electron microscopy and transmission electron microscopy of traumatic human brain oedema and ischaemic brain damage. Histol. Histopathol (Espanha). -1134, 2001.

56) Castejón, OJ., Castejón HV., Diaz M., and Castellano A. Consecutive light microscopy, scanning-transmission electron microscopy and transmission electron microscopy of traumatic human brain oedema and ischaemic brain damage. Histologia e Histopatologia. 16,1117-1134, 2001.

57) Castejón OJ, Castejón HV, Díaz M, Sánchez M e Zavala M. A light and electron microscoy study of edematous human cerebral cortex in two patients with post-traumatic seizures. Brain Injury, 16,331-346, 2002.

58) Castejón O.J., Díaz M., Castejón H.V. and Castellano A.: Glycogen-rich and glycogen- depleted astrocytes in the oedematous human cerebral cortex associated with brain trauma, tumours and congenital malformations: an

electron microscopy study. Brain Injury, 116,109-132, 2002.

59) Castejón O.J., Dailey, M.E., Apkarian R.P. e Castejón H.V.: Microscopia correlativa de células gliais Bergmann cerebelares. J. Submicroscopic. Cytology and Pathology. 34, 131-142, 2002.

60) Castejón O.J. e Castejón H.V. Microscopia correlativa dos circuitos intracorticais cerebelares. I. Fibras musgosas e trepadeiras. In: Ciência, Tecnologia e Ensino da Microscopia. A. Mendez Vilas (Editor). Formatex. Badajoz. Badajoz. Espanha. Espanha. novembro de 2002.

61) Castejón, O.J. e Castejón, H.V. Microscopia correlativa de circuitos intrínsecos cerebelares. In: Ciência, Tecnologia e Ensino da Microscopia. A. Mendez Vilas (Editor). Formatez. Badajoz. Badajoz. Espanha. Espanha. novembro de 2002.

62) Castejón OJ, Castejón HV, Díaz M, Sánchez M e Zavala M. A light and electron microscoy study of edematous human cerebral cortex in two patients with post-traumatic seizures. Brain Injury (Inglaterra), 16, 331-346, 2002.

63) Castejón O.J., Díaz M., Castejón H.V. and Castellano A.: Glycogen-rich and glycogen- depleted astrocytes in the oedematous human cerebral cortex associated with brain trauma, tumours and congenital malformations: an electron microscopy study. Brain Injury (Inglaterra), 116,109-132, 2002.

64) Castejón O.J., Dailey, M.E., Apkarian R.P. e Castejón H.V.: Microscopia correlativa de células gliais Bergmann cerebelares. J. Submicroscopic. Cytol. Pathol. (Itália), 34, 131- 142, 2002.

65) Castejón OJ, Castejón HV, Díaz M, Sánchez M e Zavala M. A light and electron microscoy study of edematous human cerebral cortex in two patients with post-traumatic seizures. Brain Injury, 16,331-346, 2002.

66) 65. Castejón O.J., Díaz M., Castejón H.V. and Castellano A.: Glycogen-rich and glycogen-depleted astrocytes in the oedematous human cerebral cortex associated with brain trauma, tumours and congenital malformations: an electron microscopy study. Brain Injury, 116,109-132, 2002.

67) 66 Castejón O.J., Dailey, M.E., Apkarian R.P. e Castejón H.V.: Correlative microscopy of cerebellar Bergmann glial cells. J. Submicroscopic. Cytology and Pathology. 34, 131-142, 2002.

68) 67. Castejón O.J. e Castejón H.V. Correlative microscopy of cerebellar intracortical circuits. I. Mossy and climbing fibers. In: Ciência, Tecnologia e Ensino da Microscopia. A. Mendez Vilas (Editor). Formatex. Badajoz.

Badajoz. Espanha. Espanha. novembro de 2002.

69) 68. Castejón, O.J. and Castejón, H.V. Correlative microscopy of cerebellar intrinsic circuits. In: Ciência, Tecnologia e Ensino da Microscopia. A. Mendez Vilas (Editor). Formatez. Badajoz. Badajoz. Espanha. Espanha. novembro de 2002.

Comunicações aos congressos

70) Orlando J. Castejón e Haydée V. de Castejón. Fixação do sistema nervoso central do rato por perfusão vascular com glutaraldeído. XVI Convenção Anual da ASOVAC. Caracas, maio, 1966.

71) 2 Haydée V. Castejón e Orlando J. Castejón. Histoquímica dos mucopolissacáridos ácidos intraneuronais. XVI Convenção Anual da ASOVAC. maio de 1966. Caracas.

72) 3. Castejón, Haydée V.; Castejón, Orlando J. e Viloria, María E.: Aplicação da técnica de GABOUL no estudo de microscopia eletrónica de células nervosas do córtex cerebral de ratos e humanos. Histochemistry and Cytochemistry. pp. 69-70, 1970.

73) 4. Castejón, Haydée V. e Orlando J. Castejón. Aplicação de Alcian Blue e Osmium Dimethylethylenediamine (Os-DMEDA) no estudo histoquímico eletrónico do tecido nervoso. Orador convidado. IV Congresso Internacional de Histoquímica. Kyoto, Japão. 20- 26 de agosto de 1972.

74) Castejón, Haydée V.; Castejón, Orlando J. e Salazar Lourdes. Demonstração ultracitoquímica de glicosaminoglicanos ácidos sensíveis à hialuronidase em fibras da mucosa cerebelar. XXIII Convenção Anual da ASOVAC. Mérida, 3-7 de julho de 1973.

75) Castejón, Orlando J., Castejón, Haydée V. e Salazar, Lourdes. O método de GABOUL e a sua contribuição para o estudo ultracitoquímico do córtex cerebelar. Colóquio Internacional de Histoquímica. Tours, França. Tours, França. 1-4 de julho de 1973.

76) . Castejón, Orlando J., Castejón, Haydée V., Viloria, Maria E. e Rivero, Indalecio. Contribuição do cloreto de ruténio para o estudo ultracitoquímico do córtex cerebelar.XXXIAnnual Meeting. EMSA, e VIII Reunião Anual EPASA. Nova Orleães. Louisiana, U.S.A. 13-17 de agosto. 1973.

77) Morán, Euro, González, Leonte, Castejón, Haydée V. e Castejón, Orlando J. Análise ultra-estrutural da difenilhidantoína no córtex cerebelar do rato. XXIII Convenção Anual da ASOVAC. Mérida, 3-7 de julho de

1973.

78) González, Leonte, Morán Euro, Castejón, Haydée V. e Castejón, Orlando J. Effect of diphenylhydantoin on the mouse cerebellar cortex. X Congresso Internacional de Neurologia. Barcelona, Espanha. 8-15 de setembro de 1973.

79) Castejón, Orlando J. e Castejón, Haydée V. O método GABOUL e a sua contribuição para o estudo ultracitoquímico do córtex cerebelar. Camberra, Austrália, 25-31 de agosto de 1974.

80) Castejón, Haydée V. e Castejón, Orlando J. Demonstração electronocitoquímica dos proteoglicanos do córtex cerebelar pelo método de GABOUL. XXIV Convenção Anual da ASOVAC. Maracaibo. Maracaibo. 7-11 de outubro de 1974.

81) Castejón, Orlando J., Castejón, Haydée V., Viloria, María E. e Valero, Consuelo. Demonstração ultracitoquímica de uma bainha dendrítica em células de Purkinje e Golgi do córtex cerebelar. XXIV Convenção Anual da ASOVAC. Maracaibo. 7-11 de outubro de 1974.

82) Castejón, Orlando J., Castejón, Haydée V., Valero, Consuelo y Viloria, María E. Aplicação do método GABOUL ao estudo ultracitoquímico dos capilares cerebelares. XXIV Convenção Anual da ASOVAC. Maracaibo. 7-11 de outubro de 1974.

83) Castejón, Haydée V., Viloria, María E., Castejón, Orlando J. e Valero, Consuelo. Cisterna superficial em neurónios e glia do SNC do rato. XXIV Convenção Anual da ASOCAC. Maracaibo 7-11 de outubro de 1974.

84) Castejón, Orlando J. e Castejón, Haydée V. Modelo de ensino da metodologia da investigação biomédica. V Conferência Pan-Americana de Educação Médica. Caraballeda. Venezuela. Caraballeda. Venezuela. 4 - 7 de novembro de 1974.

85) 1Castejón, Orlando J. e Castejón, Haydée V. Citoquímica e ultra-estrutura de células de Golgi cerebelares de ratos e humanos. II Congresso Latino-Americano de Microscopia Eletrónica. Ribeirão Preto, São Paulo, Brasil. 1-5 de dezembro de 1974.

6.Castejón, Haydée; Castejón, Orlando J.; Viloria, Maria E. e Valero Consuelo. Estudo ultracitoquímico dos proteoglicanos cerebelares do rato. Efeito da metilação e das digestões enzimáticas. II Congresso Latino Americano de Microscopia Eletrónica. Ribeirão Preto. Sao Paulo. Brasil. 1-5 de dezembro de 1974.

86) Viloria, Maria E.; Castejón, Haydée V.; Castejón, Orlando J. e Valero,

Consuelo. Diferentes tipos de cisternas subsuperficiais em ratos e no sistema nervoso central humano. II Congresso Latino-Americano de Microscopia Eletrónica. Ribeirão Preto. São Paulo. Brasil. 1 a 5 de dezembro de 1974.

87) Valero, Consuelo; Castejón, Orlando J.; Castejón, Haydée V., Viloria, Maria E.: Estudo microscópico eletrônico do edema perifocal associado a tumores cerebrais humanos. II Congresso Latino-Americano de Microscopia Eletrónica. Ribeirão Preto. São Paulo. Brasil. 1 a 5 de dezembro de 1974.

88) Castejón, Haydée V.; Castejón, Orlando J. and Viloria, Maria E. Aplicação do alcian blue ao estudo submicroscópico dos neurónios do córtex cerebral humano e do rato. XXV Convenção Anual da ASOVAC. Caracas, 26-31 de outubro de 1975.

89). Castejón, Haydée V.; Castejón, Orlando J. e Viloria, Maria E. Aplicação da técnica de Gaboul no estudo de microscopia eletrónica de células nervosas do córtex cerebral de ratos e humanos. Quinto Congresso Internacional de Histoquímica e Citoquímica. Bucareste. 29 de agosto a 3 de setembro de 1976.

90) Castejón, Haydée V., Viloria, María E. e Castejón Orlando J.: Presença de polianiões sulfatados em células nervosas do peixe Arius spixii. Comunicação preliminar. XXVI Convenção Anual da ASOVAC. Puerto La Cruz, 7 a 13 de novembro de 1976.

91) Viloria, María E.; Castejón, Haydée V. and Castejón, Orlando J. Aplicação do Alcian Blue ao estudo submicroscópico de células endoteliais capilares em edema cerebral humano. III Congresso Latino-americano de Microscopia Eletrónica. Santiago (Chile) 22-26 de novembro de 1976.

92) Castejón, Orlando J.; Castejón, Haydée V. e Martínez, Esther. Desenho de um modelo curricular para um curso de pós-graduação de Mestrado e Doutorado em Biologia Celular e Molecular. IV Congresso Latino-americano de Microscopia Eletrónica e I Congresso Ibero-americano de Biologia Celular. Mendoza, Argentina, 12-18 de outubro de 1978.

93) Castejón, Orlando J. and Castejón, Haydée V. Transmission electron microscopy, scanning microscopy and histochemistry of Golgi cells of the human cerebellum.
XXIX Convenção Nacional da ASOVAC, Barquisimeto, Estado de Lara. 25-30 de novembro de 1978.

94) Castejón, Orlando J.; Castejón, Haydée V. e Martínez, Esther. Desenho e implementação de um curso de pós-graduação em Biologia Celular e

Molecular. XXIX Convenção Nacional da ASOVAC. Barquisimeto, Estado de Lara, 25-30 de novembro de 1979.

95) Castejón, Orlando J. e Castejón, Haydée V.: Microscopia eletrónica de transmissão e de varrimento e ultracitoquímica do córtex cerebelar de vertebrados e humano. XI° Congresso Internacional de Anatomia. Quebec. Canadá. agosto, 17-23, 1980.

96) Castejón, O.J.; Castejón, H.V. e Martínez, A.E.: Desenho e implementação de um curso de pós-graduação em Biologia Celular e Molecular. VIII Encontro de Gabinetes de Educação Médica. Ciudad Guyana, Venezuela. 22-24 de fevereiro de 1980.

97) Castejón, O.J.; Castejón, H.V.; Alvarado, M.E.; Montiel, N.; Espinoza, J.: Os neurónios estrelados cerebelares. Um estudo de fratura por congelação e ultracitoquímico através de TEM e SEM. 9° Encontro Europeu da Associação Europeia de Neurociências. Ox- ford, Londres. 8-12 de setembro de 1985.

98) Castejón, O.J.; Castejón, H.V.; Alvarado, M.V.; Montiel, N.J. e Espinoza, J.R.: Os neurónios estrelados cerebelares. Um estudo de fratura por congelamento e ultracitoquímica por meio de TEM e SEM. Orador convidado. Simpósio sobre Microscopia Eletrónica de Varrimento. Nova Orleães, E.U.A. 1-4 de maio de 1986.

99) Orlando J. Castejón, Haydee V. Castejón...: Aplicação da microscopia eletrónica de transmissão e de varrimento ao estudo da célula de Purkinje do cerebelo dos vertebrados. V Jornadas Científicas da Faculdade de Medicina, 23-27 de setembro de 1991. Maracaibo, Estado de Zulia. XLI Convenção Anual da ASOVAC, 24-29 de novembro de 1991.

100) Orlando J. Castejón, Haydee V. Castejón...: Observações adicionais sobre a microscopia eletrónica de varrimento e transmissão de células de Purkinje cerebelares de vertebrados. Orador convidado. Simpósio sobre Microscopia Eletrónica de Varrimento 1991. Bethesda, Maryland. E.U.A. 1-5 de maio. 1991

101) Castejón, O.J.; Apkarian, R. P.; Castejón, H.V.; Sánchez, M.E.; Hernández, S.; Palmar, M.; Valero, C.; Castellano, A.; Caspersen, R.; Montiel, N.; Espinoza, R.: Exame da superfície de células nervosas com MEV convencional e de alta resolução. Um estudo correlativo de amostras de revestimento de ouro-paládio e crómio. Reunião de Digitalização, Orlando, Flórida, EUA, 10-14 de abril de 1993.

102) Castejón, O.J., Castejón, H.V., Díaz, M., Valero, C.: Human traumatic

brain edema and cortical synaptic degeneration. 24ª Reunião Anual da Society for Neuroscience. Miami, EUA, 13-18 de novembro de 1994.

103) Zavala, M., Montiel, N., Ortega, P., Borregales, L., Molano, N., Méndez, G.N., Urrieta, J.R., Villalobos, P.N., Castejón, O.J., Castejón, H.V.: Níveis plasmáticos de valores de aminoácidos em crianças autistas. VII Jornadas Científicas da Faculdade Experimental de Ciências, LUZ. julho de 1996.

104) Orlando J. Castejón e Haydée V. Casejón: A potencialidade tintorial de dois corantes básicos no estudo histoquímico eletrónico de compostos polianiónicos no tecido nervoso. I. Região sináptica. Ata Histochemica (JENA). 43: 153-163, 1972.

105) Orlando J. Castejón e Haydée V. Castejón, et al: Light microscope cytochemistry and ultrastructural study of mouse cerebellar Golgi cells. Journal of Electron Microscopy. Vol. I No.1: 162-163, 1972.

106) Haydée V. Castejón e Orlando J. Castejón: Application of Alcian Blue and Osmium-Dimethylothylenediamine (Os-DMEDA) in the electronhistochemical study of nerve tissue. Proceedings of Histochemistry. pp. 519-520, 1972.

107) Haydée V. Castejón e Orlando J. Castejón: Aplicação de Alcian Blue e Os-DMEDA no estudo histoquímico eletrónico do córtex cerebelar. I. Coloração com Alcian Blue. Simpósio sobre Estrutura Fina do Cerebelo. Rev. Micr. Elec. Vol. 1, No. 2: 207-226. 1972.

108) Orlando J. Castejón e Haydée V. Castejón: Aplicação de Alcian Blue e Os- DMEDA no estudo histoquímico eletrónico do córtex cerebelar. II. Coloração com Os-SMEDA. Simpósio sobre Estrutura Fina do Cerebelo. Rev. Micr. Elec. Vol. 1, No. 2: 227-238. 1972.

109) Haydée V. Castejón, Orlando J. Castejón e Lourdes Salazar: Demonstração ultracitoquímica de glicosaminoglicanos ácidos sensíveis à hialuronidase em fibras musgosas cerebelares. Ata Científ. Venez. 24 (Sup. 1): 47, 1973.

110) Orlando J. Castejón, Haydée V. Castejón, María E. Viloria e Indalecio Rivero: Contribuição do cloreto de ruténio para o estudo ultracitoquímico do córtex cerebelar. Actas da XXXI Reunião Anual. Sociedade de Microscopia Eletrónica da América. J. Arcceneau (Ed) New Orleans, USA. 1973, pp. 30-31.

111) María E. Vilora, Haydée V. Castejón, Orlando J. Castejón e Consuelo

Valero: Diferentes tipos de cisternas subsuperficiais no sistema nervoso central de ratos e humanos. Proc. II Congreso Latinoamericano de Microscopia Eletrónica Bello Horizonte. Brasil. pp. 134-135, 1974.

112) Castejón, Orlando J. e Castejón, Haydée V.: Aplicação do método GABOUL ao estudo ultracitoquímico da barreira hematoencefálica do rato. Proceedings Electron Microscopy Society of America. pp. 98-99, 1976.

113) Orlando J. Castejón e Haydée V. Castejón: O método GABOUL e a sua contribuição para o estudo ultracitoquímico do córtex cerebelar. Microscopia Eletrónica 1974. J. V. Sanders e D.J. Goodchild (Eds). Academia Australiana de Ciências. Canberra, Austrália. Vol. II, 1974, pp 328-329.

114) Orlando J. Castejón, Haydée V. Castejón, Consuelo Valero e María E. Viloria: Aplicação do método GABOUL ao estudo ultracitoquímico dos capilares cerebelares. Ata Cientif. Venez. Vol. 25 (Sup. 1): 57-58, 1974.

115) Haydée V. Castejón, Orlando J. Castejón, María E. Viloria e Consuelo Valero: Estudo ultracitoquímico dos proteoglicanos cerebelares do rato. Efeito da metilação e das digestões enzimáticas. Proc. II Congresso Latino-americano de Microscopia Eletrónica. Bello Horizonte. Brasil: pp. 32-33, 1974.

116) Orlando J. Castejón e Haydée V. Castejón: Cytochemistry and ultrastructure of mouse and human cerebellar Golgi cells. Proc. II Congreso Latinoamericano de Microscopía Eletrónica. Resumos: pp. 34-35, 1974.

117) Consuelo Valero, Orlando J. Castejón, Haydée V. Castejón, María E. Viloria e José Ramón Guzmán: Estudo microscópico eletrônico do edema perifocal associado a tumores cerebrais de heman. II Congresso Latino-americano de Microscopia Eletrónica. Bello Horizonte. Brasil. pp. 128-129,1974.

118) Viloria, María E.; Castejón, Haydée V. e Castejón, Orlando J.: Application of Alcian Blue to the submicroscopic study of capillary cells in human brain edema. Journal of Electron Microscopy, 3: 144-145, 1976.

119) Castejón, O.J. and Castejón, H.V.: Transmission and scanning electron microscopy and ultracytochemistry of vertebrate and human cerebellar cortex. Em "Glial and Neuronal Cell Biology". Ed. Sergey Federoff, pp. 249-258, Alan R. Liss, Inc., Nova Iorque, 1981. Nova Iorque, 1981.

120) Castejón, O.J.; Castejón, H.V.; Alvarado, M.E.; Montiel, N.J. e Espinoza, J.R.: Os neurónios estrelados cerebelares. A freeze-fracture and ultrastructural study. Neuroscience Letters. Suppl. 22, 271-272, 1986.

121) Castejón, O.J. and Castejón, H.V.: Electron microscopy and glycosaminoglycan histochemistry of cerebellar stellate neurons. Scanning Microscopy. 1, 681-693. 1987.

122) Perozo de R. S.; **Castejón, H. V.**, Falque L.: Avaliação nutricional antropométrica numa população pré-escolar em condições marginais. V Jornadas Científicas Facultad de Medicina. Universidade de Zulia. 23-27 set. 1991. II Congresso Nacional de Nutrição. 1-4 de abril de 1991. Maracaibo. Maracaibo, Venezuela. Publicado em Memorias del Congreso.

123) Perozo de R. S.; **Castejón, H. V.**, Falque L.: Avaliação nutricional antropométrica em crianças internadas no Hospital Raul Leoni de Maracaibo e sua correspondência com a patologia de base da internação. V Jornadas Científicas Facultad de Medicina. Universidade de Zulia. 23-27 Set. 1991. Maracaibo. Maracaibo, Venezuela . Publicado em Memorias del Jornadas.

124) Falque, L.; Andrade, E.; **Castejón, H. V.**: Avaliação nutricional antropométrica em um Serviço de Educação e Recuperação Nutricional. IX Congresso Latino-Americano de Nutrição. 22-26 set. 1991. San Juan, Porto Rico. . Publicado em Memorias del Congreso.

125) Méndez de G, N., Urrieta, R., Amaya de C.D., Molano, N., Zavala, M., Valero, C., Isambert, P., De la Cruz, C. e **Castejón, H. V.**: Relación de algunos indicadores antropométricos con el estado nutricional del zinc plasmático en niños desnutridos. X Congresso Latino-Americano de Nutrição. 13-18 Nov. 1994. Caracas. Caracas. Venezuela. Resumo em Archivos Latinomericanos de Nutrición 44(3): 145, 1994.

126) Venencia, I., Medrano de M., I., Méndez Gil N., **Castejón, H. V.**: Estudio de la talla baja en preescolares de la etnia guajira. VII Jornadas Científicas Fac. de Medicina. Universidade de Zulia. 23-27 de julho de 1995. Maracaibo. Maracaibo. Venezuela. Invest. Clin. 36:74. 1995.

127) Andrade, E.; Molano. N.C.; **Castejón, H. V.**; Falque, L.M. e Pirela, L.: Recuperação nutricional de crianças com a administração ambulatória de um suplemento alimentar (LACTOVISOY). III Jornadas Científicas da Faculdade de Medicina- Universidad del Zulia. 21-25 de setembro de 1987. Maracaibo. Maracaibo. Venezuela. Publicado em Memorias Jornadas.

128) Andrade, S.E.; Molano, N.C.; **Castejón, H. V.**; Falque, M.L. e Pirela, L.: Recuperação nutricional de crianças desnutridas com a administração ambulatorial de um suplemento alimentar (LACTOVISOY). XXXVII Convenção Anual da ASOVAC. 22-27 de novembro de 1987. Maracaibo.

Maracaibo. Venezuela. Ata Científ. Venez. 38:216, 1987.

129) Castejón, H. V.: Funcionamento e importância de um Serviço de Educação e Recuperação Nutricional. Conferência. Workshop de atualização sobre desnutrição infantil. 18-22 de março de 1990. Maracaibo. Maracaibo. Venezuela.

130) Castejón H. V. Oportunidades de ação dos nutricionistas nos programas de investigação em saúde. Conferência. II Jornadas Científicas do Colégio de Nutricionistas da Venezuela. Seccional Zulia. "Dr. Francisco Solano Nava". Maracaibo 29 de setembro - 4 de outubro de 1997.

131) Castejón, H.V. Monitorização da eficácia dos programas alimentares para crianças marginalizadas em idade pré-escolar e escolar. Conferência. IV Jornadas Científicas Colegio Nutricionistas - Dietistas de Venezuela seccional Zulia. "Yolanda Henriquez de Gonzalez". Maracaibo 22 - 23 de julho de 1999.

132) Castejón, H.V. Avaliação e controlo de programas de intervenção nutricional. Conferência no Simpósio "Programas de intervenção nutricional para crianças no Estado de Zulia". Situação atual e novas alternativas. Coordenadora Dra. Haydée V. Castejón. IX Jornadas Científicas da Faculdade de Medicina - LUZ. Maracaibo, 20 a 24 de setembro de 1999.

133) Mora de Suárez, A. ; **Castejón, H. V.** Soto, D.; Villarroel M.; Moreno, M.; Andrade, E.; Gil, N.M. Agravamento da desnutrição infantil detectado numa consulta de triagem no Hospital Chiquinquira de Maracaibo. V Jornadas Científicas Facultad de Medicina. Universidade de Zulia. 23-27 Set. 1991. Maracaibo. Maracaibo. Venezuela. Publicado em Memorias Jornadas.

134) **Castejón H. V.** A desnutrição infantil. Os seus efeitos no desenvolvimento das nossas crianças. Conferência. VIII Jornadas Científicas Facultad de Medicina. Universidade de Zulia. Maracaibo 20 -24 de outubro de 1997.

135) **Castejón H. V.** Algumas orientações sobre a prevenção da desnutrição. Palestra no Fórum "Perfil Epidemiológico do Estado de Zulia". IV Jornadas Científicas XXX Aniversario de la Escuela de Nutrición y Dietética Facultad deMedicina - LUZ. Maracaibo, 28 de junho a 02 de julho de 1998. Publicado em Libro Nutrición y Calidad de Vida. Ediluz (Ed) 155 - 157, 1998.

136) Gómez G; Ortega P; Alvarado N; Pérez M; **Castejón H.V.** Reserva calórica e proteica numa população infantil marginal do Estado de Zulia

segundo as medidas braquiais. IX Congresso Científico da Faculdade de Medicina - LUZ. Maracaibo, 20-24 de setembro de 1999. Pesquisa Clínica 40(Suppl 2): 149, 1999.

137) Gómez G; Ortega P; Alvarado N; Pérez M; Amaya D; Díaz ME; **Castejón H.V.** Défice nutricional antropométrico numa população infantil do Estado de Zulia com elevada insegurança alimentar. IX Jornadas Científicas da Faculdade de Medicina - LUZ. Maracaibo, 20-24 de setembro de 1999. Clinical Investigation 40(Suppl 2): 146 -147, 1999.

138) Molano NC, **Castejón HV**, Ortega P, Castejón OA. Avaliação das condições de admissão e alta de crianças desnutridas submetidas à recuperação nutricional integral no serviço de educação e recuperação nutricional (SERN) do Hospital Chiquinquirá - Instituto Nacional de Nutrição (INN) em Maracaibo - Venezuela. XII Congresso da Sociedade Latino-Americana de Nutrição. Buenos Aires-Argentina, 12-16 de novembro de 2000. Livro de Resumos PT 2000.

139) Zambrano de Rodríguez, N.; Katiyar, V.; **Castejón, H. V.**; González, S. y Andrade, C.: Níveis de excreção urinária de glucosaminoglicanos e creatinina em crianças desnutridas. XXXVI Convenção Anual da ASOVAC. 16-21 de novembro de 1986. Valência. Edo. Carabobo. Venezuela. Ata Científ. Venez. 37: 1986.

140) Amaya, D.; Katiyar, V.: **Castejón, H. V.** y Alvarado, M.E.: Valores de excreção de glucosaminoglucano na urina de crianças com atraso mental. III Jornadas Científicas da Faculdade de Medicina-Universidade do Zulia. 21-25 de setembro de 1987. Maracaibo. Maracaibo. Venezuela. Publicado em Memorias Jornadas.

141) Katiyar V.N., **Castejón, H. V.**, Zambrano N., Urrieta J.; Alvarado, M.E. Identificação e quantificação de glucosaminoglicanos (GAG) urinários em crianças desnutridas de Maracaibo. XXXVII Convenção Anual da ASOVAC 22-27 de novembro de 1988. Maracay. Venezuela. Ata. Sci. Venez. 39:152, 1988.

142) Zambrano, de R.N.; **Castejón, H. V.**; Falque, L.; Níveis de excreção urinária de glucosaminoglicanos em crianças desnutridas. IX Congresso Latino-americano de Nutrição. 22-26 set. 1991. San Juan, Porto Rico. . Publicado em Memorias del Congreso.

143) Hudats, N., Higuera. N; **Castejón, H.V.**; Katiyar V., Méndez de Gil N.: Níveis de excreção urinária de proteínas em crianças normais e desnutridas

em Maracaibo. XXXVII Convenção Anual da ASOVAC. 22-27 de novembro de 1987. Maracaibo. Venezuela. Ata Científ. Venez. 38:215, 1987.

144) Marcucci, L.; Landaeta, M.; Ferrer, M.; Pirela, I.; Andrade, E.; Molano, N. e Castejón, H. V.: Desenvolvimento intelectual e competências sociais em crianças de baixo nível socioeconómico. A sua relação com o estado nutricional. III Jornadas Científicas da Faculdade de Medicina, Universidade do Zulia. 21-25 de setembro de 1987. Maracaibo. Maracaibo. Venezuela. Publicado em Memorias Jornadas.

145) Molano, N.C.; Ramírez, H. ; **Castejón, H.V.** ; Soto H.P. Andrade E. ; Boscán L. Níveis plasmáticos de imunoglobulinas e complemento sérico em crianças desnutridas de Maracaibo. XXXVII Convenção Anual da ASOVAC. 22-27 de novembro de 1987. Maracaibo. Venezuela. Ata Científ. Venez. 38:198, 1987.

146) Molano, N., Urrieta, R., Méndez de Gil, N.; Zavala, M.; Valero, C.; Atencio, T.; **Castejón, H. V.**: Importância da análise de aminoácidos plasmáticos na recuperação nutricional. Estudo piloto. VII Jornadas Científicas Fac. de Medicina. Universidade de Zulia. 20-24, Set. 1993. Maracaibo. Maracaibo, Venezuela . Publicado em Memorias Jornadas

147) Amaya, D., Méndez, N., Urrieta, R., Molano, N., Zavala, M., Valero, C., Ferrer, A., Moreno, L., Tineo, A., Castejón, H. V.: Níveis de zinco no plasma numa população infantil marginal de Maracaibo. Teste piloto. VII Jornadas Científicas Fac. de Medicina. Universidade de Zulia. 20-24, Set. 1993. Maracaibo. Venezuela.

148) Amaya de C.D., Urrieta, R., Méndez de G.N.; Molano, N., Valero, C., Ramos, M., Isambert, P., Atencio, T., Castejón, H. V., Niveles de Zinc plasmático en una población infantil marginal de Maracaibo. X Congresso Latino-Americano de Nutrição. Caracas 13-18 Nov., 1994. Resumo em Archivos Latinoamericanos de Nutrición 44(3): 33S, 1994. Caracas. Venezuela.

149) Ortega, P., Méndez de Gil, N., Medrano de M., I., Suárez, A., Venencia, I., Urrieta, J.R., Ramos, M., Valero, C., **Castejón, H. V.**: Valores de aminoácidos plasmáticos numa população infantil marginal urbana e de classe média. VII Jornadas Científicas Fac. de Medicina. Universidade de Zulia. 23-27 de julho de 1995. Maracaibo. Venezuela. Invest. Clin. 36:137-138. 1995.

150) Ortega, P., Méndez Gil, N., Medrano, I.; Atencio, T., Venencia, I., Urrieta, J.R., **Castejón, H. V.**: Valores de aminoácidos plasmáticos em crianças com diferentes graus de desnutrição. VII Jornadas Científicas Fac. de Medicina. Universidade de Zulia. 23-27 de julho de 1995. Maracaibo. Maracaibo. Venezuela. Invest. Clin. 36:139. 1995.

151) Ortega, P., Méndez, N., Urrieta, J., Medrano I., Venencia, I., **Castejón, H. V.**: Utilidade do indicador do rácio de aminoácidos não essenciais/essenciais (NEA/EA) na deteção das fases iniciais da desnutrição proteico-energética. XLVI Convenção Anual da ASOVAC. 17-22 de novembro de 1996. Barquisimeto. Barquisimeto. Venezuela. Ata Cient. Venez. Suppl. 1, 202, 1996.

152) Ortega, P., Méndez, N., Urrieta, J., Medrano, I., Venencia, I., **Castejón, H. V.**: Relação do estado nutricional de uma população infantil com os seus valores de aminoácidos plasmáticos. XLVI Convenção Anual da ASOVAC. 17-22 de novembro de 1996. Barquisimeto. Barquisimeto. Venezuela. Ata Cient. Venez. Suppl. 1, 202, 1996.

153) Castejón H. V., Ortega, P., Méndez, N., Urrieta, J. O rácio molar de aminoácidos (AA) no plasma como índice de deteção precoce da desnutrição proteica. VIII Jornadas Científicas Facultad de Medicina. Universidade de Zulia. Maracaibo 20 -24 de outubro de 1997. Clinical Research 38(Suppl 1): 84, 1997.

154) Ortega, P., van Gelder, N.M., Castejón, HV., Gil, N.M., Urrieta, J.R. A condição socioeconómica pode afetar os valores de aminoácidos plasmáticos na população infantil venezuelana. XI Congresso da Sociedade Latino-americana de Nutrição "Dr. Abraham Horwizt". Cidade da Guatemala - Guatemala. 9 a 15 de novembro de 1997. Actas em Archivos Latinoamericanos de Nutrición (Suppl 1997).

155) Ortega, P., Castejón, HV., Méndez de Gil N., Medrano I., Urrieta, J.R. Desequilíbrio da valina plasmática como indicador precoce de desnutrição. XLVII Convenção Anual da AsoVAC. Valência 16 - 21 de novembro de 1997. Ata Cientifica Venezolana (Suppl. 1): 156, 1997.

156) Amaya de C., D., Urrieta, R., Gil, N.M., Molano, M.C., Medrano, I., Castejón, H. V.: Valores de zinco no plasma numa população infantil marginal de Maracaibo, Venezuela. Archivos Latinoamericanos de Nutrición, 47 (1): 2- 28, 1997

157) Marquez, E., Castejón HV., Rangel, L., Medrano, I., Gómez, G.,

Hernández, D., Espina, D. Bebida nutricional de PTU. Medida de aceitação e tolerância. Parque Tecnológico Universitário de Zulia. Maracaibo setembro de 1997.

158) Marquez, E., León, N., Castejón HV., Rangel, L., Barboza, Y. Formulação e ensaio industrial de uma bebida longa vida com a empresa Sur del Lago. Parque Tecnológico Universitário de Zulia. Maracaibo, dezembro de 1997.

159) Márquez E., Benítez, B., Méndez de G. N., Rangel L., Medrano I., Venencia I., Izquierdo P., Romero R., and Castejón H.V. Nutritional characteristics of a biscuit formulated with bovine blood plasma as the main protein source. Archivos Latinoamericanos de Nutricion 48 (3): 250 - 255, 1998.

160) Rangel, L., León, N., Castejón, HV. Marquez, E., Benitez, B., Barboza, Y. Formulação e avaliação química nutricional de um alimento infantil esterilizado, à base de isolado de soja, soro de leite e leite, para programas sociais de nutrição. IX Jornadas Científicas da Faculdade de Medicina - LUZ. Maracaibo, 20-24 de setembro de 1999. Clinical Research 40(Suppl 2): 147 - 148, 1999.

161) Ortega, P., van Gelder, N.M., Castejón, HV., Gil, N.M., Urrieta, J.R. Plasma amino acids as potential markers of child malnutrition. Conferência. Vencedor do prémio "Dr. Francisco Solano Nava". Edição 1998. IV Jornadas Científicas XXX Aniversário da Escola de Nutrição e Dietética da Faculdade de Medicina - LUZ. Maracaibo, 28 de junho a 2 de julho de 1998.

162) Ortega, P., Castejón, H.V., Méndez de Gil, N., Medrano, I., Venencia, I., Urrieta, J. Estudo comparativo dos valores de aminoácidos plasmáticos entre pré-escolares Goajira e não-Goajira em Maracaibo. Teste piloto. XLVIII Convenção Anual da AsoVAC - 1998. Maracaibo, 9 a 13 de novembro de 1998.

163) Ortega, P., van Gelder, N.M., Castejón, HV, Gil, N.M., Urrieta, J.R. Imbalance of individual plasma amino acids relative to valine and taurine as potential markers of childhood malnutrition. Nutritional Neuroscience 2:163 -173, 1999.

164) Ortega, P., Gómez, G., Alvarado, N., Pérez, M., León de Yordi, L., Castejón, H.V. Valores hematológicos em pré-escolares marginais, beneficiários ou não de um programa nutricional complementar. IX Jornadas Científicas da Faculdade de Medicina - LUZ. Maracaibo, 20-24 de setembro

de 1999. Clinical Research 40 (Suppl 2) : 146,1999.

165) Ortega, P., Gómez, G., Díaz, M.E., Amaya, D., Castejón, H.V. Anemia por deficiência de ferro e deficiência subclínica de vitamina A numa população pré-escolar marginal do Estado de Zulia, Venezuela. IL Convenção Anual da AsoVAC - 1999. Maracay, 14-19 de novembro de 1999. Ata Científica Venezolana, 50, Suppl. 2, p. 231, 1999.

166) Estudo nutricional integral e análise da eficácia nutricional do programa alimentar aplicado às crianças em idade pré-escolar que frequentam a cantina da Fundação Santa Ana, Município de Maracaibo, Estado de Zulia. Responsáveis: Dr. Pablo Ortega, Lic. Gisela Gómez. Assessor: Dra. Haydée V. Castejón. maio de 1999.

167) Estudo nutricional integral das crianças que frequentam a pré-escola "Romulo Gallegos I", Município de Maracaibo, Estado de Zulia. Responsáveis: Dr. Pablo Ortega, Lic. Gisela Gómez. Assessor: Dra. Haydée V. Castejón. maio de 1999

168) Díaz, M.E., Amaya, D., Ortega, P., Gómez, G., Alvarado, N., Ramos, M., Castejón,

H.V. Estado nutricional de vitamina A numa população pré-escolar marginal do Estado de Zulia através do estudo da citologia de impressão conjuntival. IX Congresso Científico da Faculdade de Medicina - LUZ. Maracaibo, 20-24 de setembro de 1999. Clinical Research 40(Suppl 2) : 148 - 149, 1999.

169) Amaya, D. , Diaz, ME., Gómez, G.,Ortega, P., Ramos, M. , Castejón, HV. Prevalência de deficiência sub-clínica de vitamina A e desnutrição em crianças pré-escolares do Estado de Zulia, Venezuela. IL Convenção Anual da AsoVAC - 1999. Maracay, 14-19 de novembro de 1999. Ata Científica Venezolana, 50, Suppl. 2, 1999.

170) Ortega P, Castejón HV, Amaya D, Gómez G, Urrieta JR, Díaz ME. Condicionantes dos factores de risco para a deficiência subclínica de vitamina A numa população pediátrica. Maracaibo-Venezuela. XII Congresso da Sociedade Latino-Americana de Nutrição. Buenos Aires-Argentina, 12-16 de novembro de 2000. Livro de Resumos PT 224, 2000.

171) Amaya D, Castejón HV, Ortega P, Gómez G, Urrieta JR, Díaz ME. Estado nutricional de vitamina A numa população infantil marginalizada de Maracaibo, Estado de Zulia - Venezuela. XII Congresso da Sociedade Latino-Americana de Nutrição. Buenos Aires-Argentina, 12-16 de novembro de

2000. Livro de Resumos PT 66, 2000.

172) Ortega P, Castejón HV, Amaya D, Urrieta JR, Gómez G, Díaz M, Ramos M e Lobo P. A anemia é um bom indicador da deficiência de vitamina A (DVA) ou a DVA é um bom indicador da anemia? L Convenção Anual da AsoVAC. Caracas, 19-24 de novembro de 2000. Ata Cient. Venez. 51. Suppl 2: 157, 2000.

173) Amaya D, Castejón HV, Ortega P, Urrieta JR, Gómez G, Lobo P, Díaz M. Valores séricos de vitamina A numa população infantil marginalizada na área de Maracaibo, Venezuela. L Convenção Anual da AsoVAC. Caracas, 19-24 de novembro de 2000. Ata Cient. Venez. 51. Suppl 2: 157, 2000.

174) Castejón HV, Ortega P, Amaya D, Urrieta JR, Gómez G, Díaz M, Ramos M e Lobo P. Conjunctival impression cytology (CIC) versus serum retinol to detect subclinical vitamin A deficiency in marginalized children in Maracaibo. L Convenção Anual da AsoVAC. Caracas, 19-24 de novembro de 2000. Ata Cient. Venez. 51. Suppl 2: 158, 2000.

175) **Castejón OJ, Apkarian RP, Castejón HV. Microscopia eletrónica de varrimento por emissão de campo** e microscopia eletrónica de transmissão por fratura por congelação dos contactos sinápticos cerebelares do rato. Reunião anual da Society for Neuroscience. Nova Orleães. NOVA ORLEANS. novembro, 4-11, 2000.

176) **Castejón OJ, Apkarian RP, Castejón HV. Microscopia eletrónica de varrimento por emissão de campo** e microscopia eletrónica de transmissão por fratura por congelação dos contactos sinápticos cerebelares do rato. Reunião anual da Society for Neuroscience. Nova Orleães. NOVA ORLEANS. novembro, 4-11, 2000.

177) Rangel L., León N., Castejón H.V. Barboza Y., Zarraga I., Gómez G., Medrano I., Márquez E., Formulação e avaliação químico-nutricional de um alimento. isolado de soja esterilizado, soro de leite e leite para crianças em idade escolar. Anales Venezolanos de Nutricion 13: 181 - 187, 2000.

178) Castejón HV, Amaya D, Ortega P, Gómez G, Urrieta JR y Lobo P. Estado nutricional antropométrico e deficiência de vitamina A em crianças do Estado de Zulia. X Jornadas Científicas da Faculdade de Medicina. Maracaibo, 29 de outubro a 2 de novembro de 2001. Clinical Research 42 (Suppl. 2): 129 - 130, 2001.

179) Ortega P., Castejón HV., Argotte M., Bohórquez L., Gómez G., Urrieta

JR. Variações gestacionais na concentração de aminoácidos plasmáticos em adolescentes saudáveis de Maracaibo, Venezuela. LI Convenção Anual da AsoVAC. San Cristobal, 18-23 de novembro de 2001. Ata Cient. Venez. 52. Suppl 3: 192,
2001.

180) Ortega P., Castejón HV., Argotte M., Bohórquez L., Gómez G., Urrieta JR. Perfil de aminoácidos no plasma de uma população de adolescentes com nutrição adequada em Maracaibo, Venezuela. LI Convenção Anual da AsoVAC. San Cristobal, 18-23 de novembro de 2001. Ata Cient. Venez. 52. Suppl 3: 194, 2001.

181) Ortega P, Castejón HV, Gómez G, Castejón C, Vargas V, Prevalência de anemia em mulheres grávidas a termo em Maracaibo. Efeitos sobre o recém-nascido X Jornadas Científicas de la Facultad de Medicina. Maracaibo, 29 de outubro a 2 de novembro de 2001. Pesquisa Clínica 42 (Suppl. 2): 88, 2001.

182) Ortega P, Castejón HV, Gómez G, Castejón C, Vargas V. Paridade e anemia materna numa amostra de mulheres grávidas em Maracaibo. Efeitos sobre o neonato. X Jornadas Científicas da Faculdade de Medicina. Maracaibo, 29 de outubro a 2 de novembro de 2001. Clinical Research 42 (Suppl. 2): 88 - 89, 2001.

183) Bohórquez L, Gómez G, Mejías L, Ortega P, Chirinos M, Castejón HV. Avaliação nutricional de adolescentes do sexo feminino em Maracaibo. LIII Convenção Anual da AsoVAC. Maracaibo, 25-29 de novembro de 2003. Castejón HV, Ortega P, Díaz ME, Amaya D, Gómez G, Ramos M, Alvarado ME, Urrieta JR. Prevalência de deficiência subclínica de vitamina A e desnutrição em crianças marginais em Maracaibo - Venezuela. Arch Latinoamer Nutr 51, 25 - 32, 2001.

184) Gómez G, Ortega P, Urrieta JR, Castejón HV. Percentagem de adequação da ingestão diária de vitamina A numa população infantil marginal do Estado de Zulia. Relação com a deficiência de vitamina A. X Jornadas Científicas da Faculdade de Medicina. Maracaibo, 29 de outubro a 2 de novembro de 2001. Pesquisa Clínica 42 (Suppl. 2): 145, 2001.

185) Amaya D, Castejón HV, Ortega P, Gómez G, Urrieta JR y Lobo P. Hipovitaminose A numa amostra de crianças marginais do Estado de Zulia. Factores predisponentes. X Jornadas Científicas da Faculdade de Medicina. Maracaibo, 29 de outubro a 2 de novembro de 2001. Pesquisa Clínica 42

(Suppl. 2): 142, 2001.

186) Castejon HV. Programa de suplementação nutricional de vitamina A. Presente e futuro. Conferência. Simpósio Atualização na gestão das carências de micronutrientes. X Jornadas Cientificas, Faculdade de Medicina, Universidade de Zulia. Maracaibo, 2 de novembro de 2001.

187) Castejon HV. Sugestão para a aplicação de programas alimentares para crianças em idade pré-escolar e marginalizadas. Conferência. Mesa Redonda, Desnutrição e Experiências em Programas de Educação e Recuperação Nutricional. XLVIII Assembleia Anual e Conferência Científica da Sociedade Venezuelana de Saúde Pública. Maracaibo, 30 de novembro de 2001

188) Ortega P., Castejón HV., Gómez G., Ocando M., Molano N. Prevalência de anemia e deficiência de ferro em crianças em idade pré-escolar em Maracaibo, Venezuela. LII Convenção Anual da AsoVAC. Barquisimeto, 17-22 de novembro de 2002. Ata Cient. Venez. 53. Suppl 1: 29, 2002.

189) Amaya-Castellano D. Viloria Castejon H., Ortega P., Gomez G., Urrieta JR. Lobo P., Estevez J. Deficiência de vitamina A e estado nutricional antropométrico em crianças urbanas e rurais marginais no Estado de Zulia, Venezuela. Clinical Research, 43:89-105, 2002.

190) Castejón HV., Castejón JA., Ortega P., Amaya D., Gómez G., Leal J., Molano N. Eficácia de um suplemento nutricional na correção da deficiência subclínica de vitamina A em crianças em idade pré-escolar em Maracaibo, Venezuela. LII Convenção Anual da AsoVAC. Barquisimeto, 17-22 de novembro de 2002. Ata Cient. Venez. 53. Suppl 1: 28, 2002

191) Leal J, Castejón HV, Romero T, Ortega P, Gómez G. Diminuição da concentração sérica de interleucina 10 em pré-escolares com deficiência subclínica de vitamina A. XIII Congresso Latino-americano de Nutrição "Nutrição para a vida". Cidade de Acapulco - México, 09-13 de novembro de 2000. Arquivos Latino-Americanos de Nutrição. 2003.

192) Castejón HV, Ortega P, Amaya D, Gómez G, Leal J. Prevalência de anemia, deficiência de vitamina A e défices de altura e peso em crianças de comunidades marginais de Maracaibo, Venezuela. LIII Convenção Anual da AsoVAC. Maracaibo, 25-29 de novembro de 2003.

193) Ortega P, Castejón HV, Amaya D, Gómez G, Leal J. Perfil antropométrico e índices eritrocitários em pré-escolares com anemia e carência

de vitamina A. LIII Convenção Anual da AsoVAC. Maracaibo, 25-29 de novembro de 2003.

194) Leal J, Rodríguez M, Castejón HV, Ortega P, Gómez G, Amaya D. Anemia em crianças eutróficas parasitadas por giardia lamblia. LIII Convenção Anual da AsoVAC. Maracaibo, 25-29 de novembro de 2003.

195) Leal J, Rodríguez M, Castejón HV, Ortega P, Gómez G, Amaya D. Anemia e parasitoses intestinais em crianças de Maracaibo-Venezuela. LIII Convenção Anual da AsoVAC. Maracaibo, 25-29 de novembro de 2003.

196) Gómez G, Leal J, Ortega P, Amaya D, Castejón HV. Deficiência de vitamina A em crianças de comunidades marginais de Maracaibo. Avaliação dietética. LIII Convenção Anual da AsoVAC. Maracaibo, 25-29 de novembro de 2003.

197) Mejía L, Gómez G, Bohórquez L, Ortega P, Leal J, Castejón HV. Avaliação dietética de adolescentes grávidas em Maracaibo Venezuela. LIII Convenção Anual da AsoVAC. Maracaibo, 25-29 de novembro de 2003.

198) Ortega P., Castejón HV., Argotte M., Gómez G., Bohorquez L., Urrieta JR. Perfil de aminoácidos no plasma de adolescentes grávidas saudáveis de Maracaibo, Venezuela. Arch Latinoamer Nutr. 53 (2): 157-164.2003.

199) Ortega P, Castejón HV, Leal J, Mejía L, Chirinos N. Anemia e deficiência de ferro em adolescentes grávidas em Maracaibo - Venezuela. XIII Congresso da Sociedade Latino-Americana de Nutrição. Cidade de Acapulco - México, 09-13 de novembro de 2000. Arquivos Latino-Americanos de Nutrição. 2003.

200) Castejón HV, Ortega P, Amaya D, Gómez G, Leal J. Coexistência de anemia, deficiência de vitamina A e atraso no crescimento em crianças de 24 a 84 meses de idade em Maracaibo, Venezuela. Nutritional Neuroscience. 7(2): 113-119. 2004

201) Leal J, Castejón HV, Romero T, Ortega P, Gómez G, Amaya D, Estévez J. Valores de citocinas séricas em crianças com distúrbios por deficiência de vitamina A. Invest. Clin. 45(3): 243 - 256. 2004.

202) Leal J, Castejón HV, Romero T, Ortega P, Gómez G, Amaya D. Os valores séricos da interleucina 10 parecem estar diminuídos em crianças com distúrbios por deficiência de vitamina A. XXII IVACG Meeting Vitamin A and The Common agenda for micronutrients. Lima, Peru, 15-17 de novembro de 2004.

203) Castejón HV, Ortega P, Amaya D, Gómez G, Leal J. Coexistência de

anemia, deficiência de vitamina A e atraso no crescimento entre crianças de 24-84 meses de idade em Maracaibo, Venezuela. XXII IVACG Meeting Vitamin A and The common Agenda for micronutrients. Lima, Peru, 15-17 de novembro de 2004.

*Mais de uma centena de publicações, muitas vezes em colaboração com o
seu marido Dr. Orlando Castejón. Orlando Castejón, permitiu-lhe continuar
as suas publicações originais em Ata Histochemica (Alemanha), Journal of
Histochemistry and Cytochemistry (EUA), Histochemie (França), Cell and
Molecular Biology (Paris), Journal Submicroscopic Cytology and Pathology
(Itália), Revista de Microscopía Electronica (Venezuela), Biocell
(Argentina), Journal of Neuroscience Research (EUA), International
Journal of Developmental Neuroscience (Inglaterra), Neuroscience Letters
(EUA), Scanning Microscopy (EUA), Scanning (EUA) Histology and
Histopathology (Espanha), Revista Española de Neurología (Madrid),
Trabajos del Instituto Cajal (Madrid) e Brain Injury (EUA).Nos anos 90,
começou a aplicar a sua investigação fundamental ao estudo da desnutrição
infantil, quando descobriu que as crianças desnutridas não tinham os níveis
de proteínas necessários para se combinarem com os proteoglicanos. Com
um grupo interdisciplinar de mais de vinte profissionais, entre
investigadores, pediatras, nutricionistas e psicólogos, fundou o Serviço de
Nutrição do Hospital Chiquinquirá em Maracaibo. Aqui realiza investigação
clínica sobre crianças subnutridas no hospital e em consulta.
Posteriormente, organizou também o Laboratório de Desnutrição Infantil no
Hospital de Especialidades Pediátricas de Maracaibo, onde trabalhou com
os seus mais recentes discípulos, os Drs. Pablo Ortega e Jorimar Leal.
Ambas as instituições estão ligadas ao Instituto de Investigação Biológica.
Este novo programa de investigação deu origem a publicações notáveis,
muito apreciadas pela Organização Mundial de Saúde em Genebra, e
publicadas em revistas como Nutritional Neuroscience (EUA), Anales
Venezolanos de Nutrición e Archivos Latinoamericanos de Nutrición e
Investigación Clínica (Venezuela): Orden al Mérito Universitario Dr Jesús
Enrique Losada, Orden Andrés Bello, Distinción a la Mujer Creativa del
Zulia, Premio Dr Francisco Solano Nava, Premio Honor al Mérito Científico
de Fundacite Zulia, Profesor Meritorio del CONABA, e Investigador Nivel
III de la Fundación Programa de Promoción del Investigador del Ministerio
de Ciencia y Tecnología de Venezuela. Por decisão do Conselho da
Faculdade de Medicina e do Conselho Universitário da LUZ, o seu nome e
o do seu marido foram designados para honrar o nome do Instituto de
Investigação Biológica da Faculdade de Medicina da LUZ. Na altura da sua
morte, a Dra. Castejón estava a ser nomeada para o Prémio Loreal da*

UNESCO para as Mulheres na Ciência, em Paris. Participou ativamente na fundação e desenvolvimento de sociedades científicas na Venezuela e na América Latina: Asociación Venezolana para el Avance de la Ciencia. Zuliano Chapter (1967), Sociedades Venezuelana e Latino-Americana de Microscopia Eletrónica (1972), Sociedade Venezuelana de Histoquímica e Citoquímica (1982), Federação Ibero-Americana de Histoquímica e Citoquímica (1989-1992), Sociedade Venezuelana de Neurociências, bem como na participação ativa na Comissão Organizadora dos Congressos destas Sociedades, de que foi Presidente. Participou também no desenvolvimento e promoção das comissões técnicas dos organismos de política científica na Venezuela, como El Conicit (Caracas), (1973-1979), Consejo de Desarrollo Científico y Humanístico de LUZ (1988-1990), Fundacite Zulia, Consejo de la Facultad y Consejo Técnico de Postgrado de la Facultad de Medicina de LUZ (1984-1992). Foi docente na área da pós-graduação e da investigação, tendo orientado mais de 27 teses de licenciatura e pós-graduação. Fundou uma verdadeira escola de investigação através da formação de um grupo de mais de quarenta investigadores e profissionais associados para as Universidades venezuelanas. Com a sua morte, a comunidade científica venezuelana e internacional perde um dos seus líderes mais notáveis e um dos seus valores humanos mais destacados. A Dra. Haydée Viloria de Castejón é um exemplo para os jovens académicos latino-americanos, uma mulher de ciência universal e uma figura espiritual e religiosa excecional.

CAPÍTULO XII

PERFIL DA DR. HAYDEE VILORIA DE CASTEJÓN

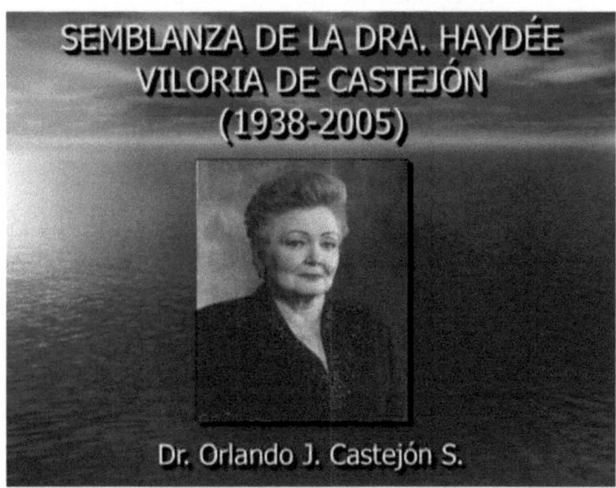

Orlando J. Castejón, Diretor do Instituto de Neurociências Clínicas, Hogar Clínica San Rafael de Maracaibo. Fundação Castejón. Instituto de Investigação Biológica Drs. Orlando J. Castejón e Haydee Viloria de Castejón. Faculdade de Medicina, Universidade de Zulia. ocastejo81@gmail.com

A Dra. Haydée Viloria de Castejón nasceu em Maracaibo, Venezuela, a 2 de fevereiro de 1938, filha do Sr. Luis Enrique Viloria e da Sra. Julia Ocando de Viloria. Desde muito cedo, recebeu os seus estudos primários e secundários no Colegio del Pilar, onde obteve o certificado do sexto ano e o bacharelato em Ciências Biológicas (1945-1956).

A sua passagem pelo Colegio del Pilar, escola católica por excelência, impregnou-o de um forte espírito religioso que expressaria diariamente no seu ambiente familiar, no seu ambiente social e na sua futura atividade científica para o resto da sua vida. Durante o primeiro ano da faculdade de medicina, conheceu Orlando Castejón Sandoval, na altura formador no Departamento de Anatomia Humana, sob a direção do Dr. Julio Cesar García. Desse encontro nos corredores da Faculdade de Medicina nasceu a amizade e o amor que os uniria durante meio século no amor e na ciência. Em 1957, foi nomeada Formadora do Departamento de Histologia e Embriologia, quando frequentava o segundo ano de Medicina, recebendo formação prática e ensino sob a direção dos Professores Romer Irragorry, Romer Homez e Franz Wenger. Em 1958, integrou o grupo de estudantes que, sob a direção do Dr. Américo Negrette, fundou o Centro de Investigação Clínica da Faculdade de Medicina, sob a direção do Dr. Vinicio Arrieta. Faziam parte desse grupo, entre outros, os seguintes estudantes: Elena e Slavia Ryder, Herman Serrano, Orlando Castejón e Dora Freites. A 18 de agosto de 1960, quando era aluna do quinto ano de Medicina, casa-se com o Ir. Orlando Castejón Sandoval, aluno do sexto ano de Medicina. Em 27 de julho de 1962, recebe a licenciatura em Cirurgia das mãos do Dr. Antonio Borjas Romero, eterno Reitor da LUZ. Em 1962, torna-se estudante de pós-graduação no Instituto Venezuelano de Investigações Científicas (IVIC), sob a direção do Dr. Luis Carbonell, Chefe do Departamento de Histoquímica e Patologia Experimental e atual Presidente da Academia Venezuelana de Medicina. Em 1964, completou os seus estudos de pós-graduação na Universidade da Califórnia, Los Angeles (UCLA), no Departamento de Zoologia, sob a direção do Professor Fritiof Sjöstrand, e no Brain Research Institute da mesma Universidade, sob a direção do Dr. Jan Brown. Em 1965, tornou-se membro fundador do Centro de Investigação Clínica da Faculdade de Medicina do LUZ, atualmente Instituto de Investigação Clínica, sob a direção do Dr. Americo Negrette. Aí fundou a Secção de Histoquímica e Citoquímica e iniciou os seus estudos de histoquímica ao microscópio ótico. e eletrónica dos proteoglicanos no sistema nervoso central dos vertebrados. De 1965 a 1972 trabalhou com o seu marido, o Dr. Orlando Castejón, na identificação por microscopia eletrónica dos proteoglicanos nas células nervosas do rato. Durante este período, publicou em Ata Histochemica (Alemanha). Em 1971, juntamente com o seu marido, fundou a Unidade de Investigação Biológica da Faculdade de Medicina, atualmente Instituto de Investigação Biológica, para promover o desenvolvimento da investigação biomédica nas ciências médicas básicas. Nesta instituição, continuou a sua investigação e concebeu o método GABOUL para a caraterização de proteoglicanos em células nervosas. Estas descobertas, efectuadas no período de 1972-1990, permitiram-lhe aprofundar o estudo destas macromoléculas em todas as espécies de vertebrados, incluindo o homem. De seguida, explorou a presença destes compostos durante o desenvolvimento embriológico, com a colaboração da Dra. María Elena Viloria, da Dra. Clarisa Faría, da Dra. María Elena González, bem como de numerosos estudantes e professores da Faculdade de Medicina, Ciências e Humanidades. A Dra.

Castejón afirmou-se assim como uma das pioneiras no seu campo de investigação a nível internacional, amplamente reconhecida pelo seu trabalho sistemático, honesto, muito crítico e rigoroso. Caracterizou-se pela utilização racional do método científico e das suas aplicações, seguindo intuitivamente os postulados da filosofia da ciência. Admirava Don Santiago Ramón y Cajal, o ilustre neuro-historiador espanhol, fundador das neurociências e Prémio Nobel da Medicina, Madame Curie, de quem conservava sempre uma bela fotografia no seu laboratório, e Claude Bernard, fundador da Medicina Experimental em França. Nascida em Maracaibo, o seu espírito era essencialmente europeu. Mais de uma centena de publicações, muitas vezes em colaboração com o seu marido Dr. Orlando Castejón, permitiram-lhe continuar as suas publicações originais em Ata Histochemica (Alemanha), Journal of Histochemistry and Cytochemistry (EUA), Histochemie (França), Cell and Molecular Biology (EUA), e na revista "Cell and Molecular Biology" (França). (Paris), Journal Submicroscopic Cytology and Pathology (Itália), Revista de Microscopía Electronica (Venezuela), Biocell (Argentina), Journal of Neuroscience Research (EUA), International Journal of Developmental Neuroscience (Inglaterra), Neuroscience Letters (EUA), Scanning Microscopy (EUA), Scanning (EUA) Histology and Histopathology (Espanha), Revista Española de Neurología (Madrid), Trabajos del Instituto Cajal (Madrid) e Brain Injury (EUA).Nos anos 90, começou a aplicar a sua investigação fundamental ao estudo da desnutrição infantil, quando descobriu que as crianças desnutridas não tinham os níveis de proteínas necessários para se combinarem com os proteoglicanos. Com um grupo interdisciplinar de mais de vinte profissionais, entre investigadores, pediatras, nutricionistas e psicólogos, fundou o Serviço de Nutrição do Hospital Chiquinquirá, em Maracaibo, onde efectuou investigação clínica sobre crianças subnutridas em hospital e em consulta. Posteriormente, organizou também o Laboratório de Desnutrição Infantil no Hospital de Especialidades Pediátricas de Maracaibo, onde trabalhou com os seus mais recentes discípulos, os Drs. Pablo Ortega e Jorimar Leal. Ambas as instituições estão ligadas ao Instituto de Investigaciones Biológicas. Este novo programa de investigação deu origem a publicações notáveis, muito apreciadas pela Organização Mundial de Saúde em Genebra, e publicadas em revistas como Nutritional Neuroscience (EUA), Anales Venezolanos de Nutrición e Archivos Latinoamericanos de Nutrición e Investigación Clínica (Venezuela): Orden al Mérito Universitario Dr Jesús Enrique Losada, Orden Andrés Bello, Distinción a la Mujer Creativa del Zulia,

Premio Dr Francisco Solano Nava, Premio Honor al Mérito Científico de Fundacite Zulia, Profesor Meritorio del CONABA, e Investigador Nivel III de la Fundación Programa de Promoción del Investigador del Ministerio de Ciencia y Tecnología de Venezuela.Por decisão do Conselho da Faculdade de Medicina e do Conselho Universitário da LUZ, o seu nome e o do seu marido foram designados para honrar o nome do Instituto de Investigação Biológica da Faculdade de Medicina da LUZ. Na altura da sua morte, a Dra. Castejón estava a ser nomeada para o Prémio Loreal da UNESCO para Mulheres na Ciência, em Paris. Participou ativamente na fundação e desenvolvimento de sociedades científicas na Venezuela e na América Latina: Asociación Venezolana para el Avance de la Ciencia. Zuliano Chapter (1967), Sociedades Venezuelana e Latino-Americana de Microscopia Eletrónica (1972), Sociedade Venezuelana de Histoquímica e Citoquímica (1982), Federação Ibero-Americana de Histoquímica e Citoquímica (1989-1992), Sociedade Venezuelana de Neurociências, bem como na participação ativa na Comissão Organizadora dos Congressos destas Sociedades, de que foi Presidente. Participou também no desenvolvimento e promoção das comissões técnicas dos organismos de política científica na Venezuela, como El Conicit (Caracas), (1973-1979), Consejo de Desarrollo Científico y Humanístico de LUZ (1988-1990), Fundacite Zulia, Consejo de la Facultad y Consejo Técnico de Postgrado de la Facultad de Medicina de LUZ (1984-1992).Foi docente na área da pós-graduação e da investigação, tendo orientado mais de 27 teses de licenciatura e pós-graduação. Fundou uma verdadeira escola de investigação através da formação de um grupo de mais de quarenta investigadores e profissionais associados para as Universidades venezuelanas. Com a sua morte, a comunidade científica venezuelana e internacional perde um dos seus líderes mais notáveis e um dos seus valores humanos mais destacados. A Dra. Haydée Viloria de Castejón é um exemplo para os jovens académicos latino-americanos, uma mulher de ciência universal e uma figura espiritual e religiosa excepcional.

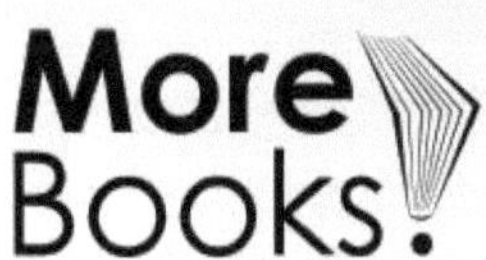

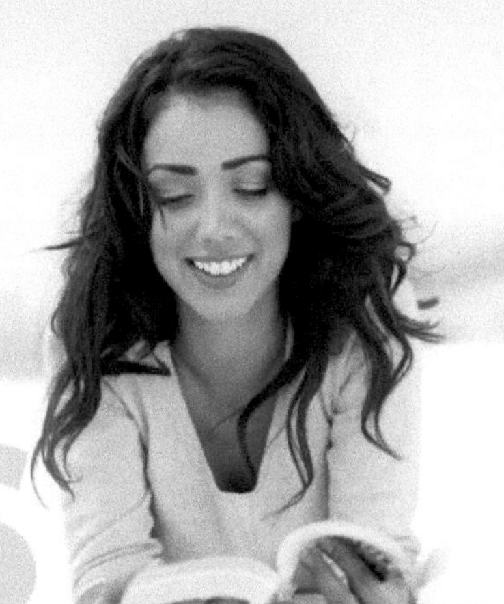

yes
I want morebooks!

Buy your books fast and straightforward online - at one of world's fastest growing online book stores! Environmentally sound due to Print-on-Demand technologies.

Buy your books online at
www.morebooks.shop

Compre os seus livros mais rápido e diretamente na internet, em uma das livrarias on-line com o maior crescimento no mundo! Produção que protege o meio ambiente através das tecnologias de impressão sob demanda.

Compre os seus livros on-line em
www.morebooks.shop

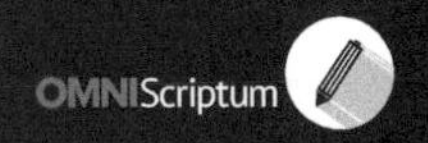

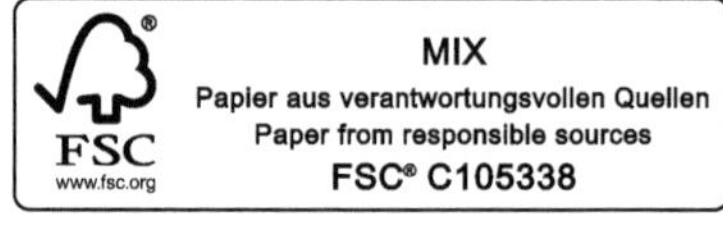

Printed by Books on Demand GmbH, Norderstedt / Germany